JESSE ITZLER

W0243266

VIVRE AVEC UN SEAL

31 jours à s'entraîner avec l'homme le plus résistant au monde

Traduit de l'anglais (États-Unis) par Franck Mirmont

NIMROD

www.nimrod.fr

Récits - Documents

Unités spéciales (Dom André)
GIGN : confessions d'un ops (Aton, Jean-Luc Riva)
Féral (Aton, Jean-Luc Riva)
Fallouja ! (David Bellavia)
GIGN, le temps d'un secret (Michel Bernard)
La mission, les hommes, et moi (Pete Blaber)
Un prince dans la tourmente (Michel de Bourbon-Parme)
Mémoires de nos pères (James Bradley)
L'honneur et le sang (Pierre Darcourt)
Légionnaires, portraits (Jean-Baptiste Degez, Henri Weill)
Rescue Dawn (Dieter Dengler)
D'une guerre à l'autre, de la Côte d'Ivoire à l'Afghanistan (Yohann Douady)
L'histoire héroïque de la Légion étrangère en Indochine 1883-1955 (Pierre Dufour)
En première ligne (Duncan Falconer)
Autoroute vers l'enfer (John Geddes)
Plus rien ne pourra me blesser (David Goggins)
American Sniper (Chris Kyle)
Appui feu en Afghanistan (Paul Grahame, Damien Lewis)
Le Survivant (Marcus Luttrell)
Retour au combat (Marcus Luttrell)
Apache (Ed Macy)
Parcours commando (Marius)
Seven Troop (Andy McNab)
Les chemins de Diên Biên Phu (Franck Mirmont, avec Heinrich Bauer, Jean Carpentier, Jean Guêtre, Pierre Lalanne, Bernard Ledogar et Jean-Louis Rondy)
La guerre d'Indochine vue par la CIA (Franck Mirmont)
L'opérateur (Robert O'Neill)
L'histoire des parachutistes SAS de la France Libre (David Portier)
Celui qui s'est échappé (Chris Ryan)
Opérations spéciales : 20 ans de guerres secrètes (Jean Sassi, avec Jean-Louis Tremblais)
L'âme d'un guerrier (Jean Sassi)
Une vie de légionnaire (Jean-Claude Saulnier, avec Pierre Dufour)
Forces spéciales, notes de production et sources d'inspiration (Jean-Marc Tanguy, Jeff Maunoury)
GIGN : nous étions les premiers (Christian Prouteau, Jean-Luc Riva)
Les enfants de Loyada (Jean-Luc Riva)
La violence de l'action (Clinton Romesha)
La guerre vue du ciel (Marc Scheffler, avec Frédéric Lert)
La naissance d'un pilote (Marc Scheffler)
Harmattan (Jean-Marc Tanguy)
Les scorpions de Spin Boldak (Jean-Marc Tanguy)
Le maître d'armes (Brandon Webb)
13 heures, les soldats secrets de Benghazi (Mitchell Zuckoff)

Ce livre est dédié à ma mère et à mon père, qui m'ont soutenu lors de chaque match, chaque événement et chaque GRAND *moment de ma vie. À mon épouse également, qui continue de m'enseigner ce qu'est le soutien inconditionnel et l'amour.*
De plus, elle a la patience de me supporter.

© 2021 Copyright © 2015 by Jesse Itzler

"Five Years Later" and "SEAL Revealed"
copyright © 2016 by Jesse Itzler
Center Street, New York

Translation copyright © 2024, Nimrod

Photographies intérieures mises à disposition par l'auteur

Révision : Véronique Duthille

La loi du 11 mars 1957 interdit les copies ou reproductions destinées à une utilisation collective. Toute représentation ou reproduction intégrale ou partielle faite par quelque procédé que ce soit, sans le consentement de l'auteur ou de ses ayants cause, est illicite et constitue une contrefaçon sanctionnée par les articles 425 et suivants du code pénal.

Clause de non-responsabilité

Cette histoire est basée sur mes souvenirs et, dans certains cas, elle a été résumée afin de mieux transmettre ce qui s'est passé ou ce qui s'est dit. J'ai essayé de conserver le fil narratif dans l'ordre, mais il est tout à fait possible que certains événements se soient en réalité produits plus tôt ou plus tard qu'ils ne surviennent dans ce récit. Bien que je ne rapporte que des entraînements qui ont réellement eu lieu, il est important de souligner que je ne vous recommande pas de réaliser ou de tenter de reproduire les exercices de ce livre. Tout d'abord, je ne voudrais pas que quelqu'un se blesse. Ensuite, je n'ai aucune envie qu'on me fasse un procès.

Comme n'importe quelle autre activité dépendant de facteurs externes, impliquant des notions de vitesse ou d'endurance et l'usage d'équipements spécifiques, les exercices décrits dans *Vivre avec un SEAL* peuvent entraîner de sérieuses complications. Tous les lecteurs devraient avoir à l'esprit leur propre sécurité et connaître leurs limites. En sa qualité de coach, SEAL connaissait son boulot et, pour chacun des exercices auxquels il m'a soumis, il a tenu compte de mon niveau d'expérience, de mon aptitude et de mon entraînement – tout en sachant jusqu'à quel point je pouvais le supporter.

J'ai tenu un journal quotidien de mes activités passées avec SEAL, journal qui s'est instantanément transformé en blog. Il était initialement destiné à mes amis et à ma famille, mais à mesure que la folie de mes exercices quotidiens croissait, l'audience s'élargissait. Tout cela a donné naissance à ce livre.

Vous remarquerez que je ne fais référence à cette personne avec laquelle je me suis entraîné que par le terme « SEAL ». Il m'a demandé de ne pas divulguer son nom. Et il n'a pas ajouté « S'il te plaît ».

Introduction

Les gens me demandent pourquoi j'ai embauché un SEAL. Voici l'une de mes réponses : dès lors qu'il s'agit d'entretenir ma forme physique, j'ai tendance à verser dans la routine. J'imagine que par rapport à la plupart des personnes de mon âge, je suis en excellente forme et plutôt très à l'aise dans ma vie personnelle. À cette époque, j'étais marié à une femme formidable (je le suis toujours) et nous avions un magnifique garçon âgé de 18 mois (deux autres ont suivi depuis). J'ai commencé à courir en 1992, juste après avoir été diplômé de l'université. À de rares exceptions près, je n'ai jamais cessé de courir au quotidien. J'ai participé à dix-huit marathons de New York consécutifs, et je n'ai jamais changé ma manière de faire. Ni l'entraînement – le même circuit à chaque fois. Ni la boutique dans laquelle j'achète des bananes la veille de la course – la même. Ni la pizza Patsy que je commande pour dîner la veille de la course – encore la même.

J'aime la routine.

Et la routine peut être une bonne chose, surtout quand il s'agit d'entraînement. Mais une routine peut également se révéler stérile.

Nous sommes nombreux à vivre en pilotage automatique. Nous agissons de la même manière tous les jours ; nous nous levons, nous allons au travail, nous rentrons chez nous, nous dînons. Et nous recommençons. J'avais le sentiment de prendre cette direction. C'était comme si j'avais enclenché mon pilotage automatique et que je n'évoluais plus. Je voulais me sortir de cette situation ; je voulais bousculer les choses sans prendre de gants. Ce dont j'avais besoin pendant un certain temps, c'était de croiser (faire percuter, devrais-je dire) ma vie cossue de Central Park West et la vie itinérante il-ne-sera-pas-fait-de-prisonnier d'un SEAL. Cela pourrait déboucher sur quelque chose d'inattendu, d'unique. Ce serait quelque chose de complètement cinglé (je veux bien l'admettre), mais la recherche montre qu'échapper à la routine est excellent pour le corps et l'esprit… et pour le cerveau également. Mélangez tout ! Faites l'impensable, sortez des clous ! La vie est courte, alors pourquoi pas ? Comme le dit si bien SEAL, « La vie n'est pas une répétition générale, enfoiré ! »

Bien qu'il s'agisse du récit du mois que nous avons passé ensemble, il s'agit également de l'histoire de deux personnes qui ont choisi de quitter leur zone de confort. SEAL et moi. Il était aussi mal à l'aise avec les portiers, les chefs cuisiniers et les chauffeurs de maître que je pouvais l'être à l'idée de dormir sur une chaise ou de me réveiller de manière délibérée au beau milieu de la nuit afin d'aller courir dehors dans les pires conditions météo qui soient. Son approche de l'entraînement physique sans rime ni raison a apporté énormément de clarté dans ma vie.

SEAL avait quelque chose que je désirais avoir, mais je n'étais pas certain de ce que ça pouvait être. Et je voulais en avoir le cœur net. Vous vous rappelez M. Miyagi dans *Karaté Kid* ? Il a une approche très peu orthodoxe de l'entraînement. Daniel LaRusso, interprété par Ralph Macchio, rêve d'apprendre les arts martiaux, mais M. Miyagi lui demande seulement de l'aider en lui confiant des corvées ménagères. Et Daniel, sans le savoir, finit par apprendre des techniques défensives grâce à la mémoire musculaire, mais il apprend également bien plus que les arts martiaux. C'est un peu ce que j'avais à l'esprit quand j'ai demandé à SEAL de venir s'installer chez moi et de m'entraîner. Je voulais renforcer à la fois mon corps et mon esprit. La différence, c'est que je ne cherchais pas à m'entraîner pour pouvoir me protéger ou obtenir une récompense. Ni pour conquérir une fille – j'étais déjà marié. Je voulais simplement devenir une meilleure version de moi-même.

Et puis j'ai toujours eu une approche très particulière des affaires et de la vie en général. Et cela ne m'a jamais desservi. Je ne crois pas aux CV dans le sens traditionnel du terme. Je crois aux parcours de vie. Il faut faire plus. Il faut se créer des souvenirs. Ce n'est que lorsque je regarde en arrière et contemple mes échecs ou mes réussites que je suis capable de relier les points entre eux. Je n'aurais jamais pu imaginer ou planifier qu'après avoir été rappeur sur MTV dans les années 1990, je finirais par posséder et diriger ma propre compagnie de location de jets privés. Ma normalité a toujours été anormale.

Je ne sais pas si je songeais à ma propre mortalité, si je me tracassais au sujet du nombre de belles années qu'il me restait à vivre ou un truc de ce genre. Je savais juste que c'était une période aussi propice que n'importe quelle autre pour tout changer. Vous savez, en finir avec ce sentiment de routine qui s'installe.

Je suis persuadé que les meilleures idées sont celles qui ne demandent pas trop de réflexion. Le temps que j'ai passé avec SEAL était de cet ordre et j'ai reçu bien plus que je n'en espérais. La plupart de mes réussites dans la vie viennent de ce que j'ai appris à être confortable avec l'inconfortable. Comme je l'ai dit auparavant, je veux juste devenir meilleur.

Fais chaque jour quelque chose qui te met en difficulté.
– SEAL

Prologue

SEAL s'est installé chez moi en décembre 2010. Cet hiver-là a battu des records en termes de chutes de neige. Des aéroports ont dû fermer. Les trains ont accumulé d'importants retards. Une tempête venant du nord-est a fait tomber plus de 50 centimètres de neige sur New York en une seule journée. Les vents étaient si puissants qu'ils ont formé des congères de plus d'un mètre vingt. Des conducteurs de bus de la ville ont été contraints d'abandonner leur véhicule au milieu de la rue. Des automobilistes aussi. Les chasse-neiges n'ont pas pu dégager les rues pendant plusieurs jours. J'étais persuadé que ma mission avec SEAL était compromise. Mais ça, c'était avant de le connaître.

Jour 1

L'arrivée

Je suis entraîné à disparaître.
– SEAL

New York
-10 °C
06h38

Je verse des flocons d'avoine dans un bol, remplis la bouilloire avec de l'eau, allume la gazinière et règle l'alarme. J'appuie sur le bouton marche de la télécommande et installe Lazer, mon fils de 18 mois, devant son émission *Baby Einstein.* Je jette un coup d'œil dans la chambre d'ami pour m'assurer que le lit a été préparé. Mon fils pouffe de rire, ce qui me rassure. Je m'enquiers de mon épouse, Sara, qui dort encore, et je vérifie une fois de plus que tout est au carré dans la chambre d'ami, ou quel que soit le terme qu'ils emploient dans la Navy. J'entends l'alarme sonner. Je coupe quelques bananes et verse du miel liquide dessus. Je jette un coup d'œil à l'horloge du micro-ondes : 6h38.

Temps d'arrivée estimé : dans 22 minutes.

Je suis plein d'énergie et de nervosité.

Je m'assieds avec mon fils, lui fais avaler son petit déjeuner et regarde la fin de *Baby Einstein* avec lui. Les bananes demeurent intouchées dans mon bol. Je n'ai pas faim. Je me rends dans la salle de bains et me regarde dans le miroir. Je repousse mes cheveux en arrière. Je souris à mon reflet afin d'inspecter mes dents. Elles sont propres.

Je retourne dans le salon.

Je fais autant de pompes que je m'en sens capable. Vingt-deux.

Je jette un coup d'œil à ma montre. 6h44.

Et s'il avait eu du mal à trouver un taxi ? D'ailleurs, est-ce qu'il arrive même à un type comme lui de prendre un taxi ? Peut-être qu'il va venir jusqu'à chez moi en courant ? Son avion a peut-être eu du retard ? Il pourrait aussi avoir changé d'avis ? Peut-être que je devrais lui téléphoner. Qu'est-ce que je raconte ? Ce mec s'est sans doute infiltré dans des pays étrangers en sautant en parachute. Il doit bien avoir une idée de la manière de se rendre chez moi en temps et en heure. Pas vrai ?

Pourtant, il ne m'a JAMAIS demandé mon adresse. Il n'a JAMAIS demandé ce qu'il fallait apporter. Il n'a JAMAIS voulu me donner ses horaires d'avion et N'A PAS SOUHAITÉ que je lui envoie un chauffeur. RIEN. En réalité, la seule chose que m'a dite le bonhomme, c'est : « J'arriverai à 0700. » Une expression militaire pour indiquer 7 heures du matin.

*

J'ai vu « SEAL » pour la première fois à une course-relais de 24 heures à San Diego. Après avoir couru plusieurs marathons, c'était là mon premier « ultra ». Je faisais partie d'une équipe de six ultra-marathoniens devant se relayer par étapes de 20 minutes. Objectif : enquiller plus de kilomètres que les autres équipes en 24 heures.

Les équipes qui s'étaient inscrites étaient originaires de tout le pays. Vous pouvez imaginer le truc : des amis venant concourir ensemble pour se mesurer physiquement et mentalement. En revanche, SEAL n'avait aucune équipe avec lui. Il n'avait pas d'amis. Il allait effectuer toute la course… seul.

Cet événement ne payait pas de mine, son budget était vraiment très modeste. Tout le tracé de la course consistait en une boucle de 1,6 kilomètre dessinée sur un parking dépourvu d'éclairage à proximité du zoo de San Diego. Il s'agissait d'une course sans logistique, ce qui impliquait qu'il fallait venir avec son propre ravitaillement. Vous étiez responsable de tout ce dont vous pouviez avoir besoin.

Mon équipe et moi avions fait le déplacement en avion la veille afin d'être prêts pour le départ. En arrivant sur place, nous avions repéré le tracé et mis au point notre stratégie. Avant d'aller nous coucher, nous avions préparé notre équipement et notre ravitaillement afin d'être opérationnels dès le réveil. Des bouteilles d'eau. Du Gatorade. Des bananes. Des barres énergétiques. Des pansements. Nous étions au taquet.

Avant le départ, nous prîmes le temps de pratiquer des étirements en formant un cercle sur la pelouse. J'étais à la fois nerveux et excité, mais je ne pus m'empêcher de remarquer ce type bizarre qui se trouvait à quelques mètres de distance. Dire qu'il sortait du lot serait un euphémisme. Pour commencer, il était le seul Afro-Américain de la course. Ensuite, il devait peser près de 120 kg là où la plupart des coureurs pesaient entre 60 et 70 kg. Enfin, alors que tout le monde semblait plutôt sociable et enjoué, ce type paraissait plutôt énervé. Je veux dire par là qu'il avait même l'air très en colère.

Il était assis seul sur une chaise pliante, les bras croisés sur la poitrine, attendant que la course démarre. Pas d'étirement, pas d'échauffement, pas de belles baskets aux pieds, aucun camarade de course. Zéro sourire. Il se contentait de rester assis en arborant un air de faites-pas-chier. Son ravitaillement pour vingt-quatre heures : une boîte de biscuits apéritifs crackers et des bouteilles d'eau. C'était tout. Il les avait alignées près de sa chaise.

Ce gars était un croisement entre un gladiateur et une figurine G.I. Joe telle que mon fils pouvait en avoir, mais de taille humaine. Il avait l'air indestructible. Aguerri. Dangereux. Seul. Déterminé.

Même la manière dont il crachait était flippante. S'il vous touchait au passage, vous ne vous en sortiez pas sans cicatrice. Il était intimidant. Sur le plan physique, le gars donnait l'impression d'avoir des muscles peints sur tout le corps. Affûté. Sans le moindre défaut.

Une fois la course commencée, et entre deux segments individuels de 20 minutes, nous prenions le temps de nous étirer et de nous hydrater afin d'éviter la moindre blessure, tout en nous appliquant de la vaseline. Comme le dit un de mes amis, « Mon pote, les ultras, ça chauffe ! » Mais tandis que la course continuait et que j'acclamais mes camarades pour les encourager, je ne pouvais m'empêcher de garder un œil sur ce type qui courait seul. Qui pouvait-il bien être ?

Sa colère avait une aura magnétique. Je discernais quelque chose sous son air sombre sans vraiment réussir à mettre le doigt dessus. Peut-être s'agissait-il du sens de l'honneur ou de l'intégrité ? Ou du sentiment d'avoir une mission à accomplir. Oui, ce devait être cela. Il courait avec un sens du devoir que je n'arrivais pas réellement à comprendre. Il courait comme si des vies en dépendaient, comme s'il s'agissait de courir dans une maison en feu pour sauver quelqu'un, un chaton ou une vieille femme. Chacune des foulées qu'il imprimait dans le sol semblait provoquer un mini-tremblement de terre, mais il ne se départait jamais de son allure parfaite. Il avait le regard braqué devant lui et affichait une concentration aussi acérée qu'une pointe de diamant. Il ne faisait que courir… Vérifiait de temps en temps son chrono sur sa montre… et il courut ainsi 160 km d'affilée.

La course de 24 heures achevée, j'étais carbonisé. Mes cuisses étaient si raides que je pouvais à peine enchaîner deux pas. Tandis que mes amis et moi rassemblions nos baskets de rechange, nos chaises pliantes et nos affaires personnelles, je le remarquai à nouveau, ce bloc d'acier au carbone de 120 kg, qui se faisait aider par une femme (dont je découvrirais plus tard qu'il s'agissait de son épouse) et qui donnait l'impression d'avoir survécu à un crash d'avion.

J'en conclus deux choses.

1. Je n'avais jamais vu une personne comme lui.
2. Il fallait que je le rencontre.

De retour à la maison, après avoir mené l'enquête et fait quelques recherches Google, je fus en mesure de dégager quelques faits pertinents à son sujet, dont le fait qu'il s'agissait d'un Navy SEAL, un SEAL plusieurs fois décoré, même. Je me mis en quête d'un numéro de téléphone pour le contacter et je l'appelai au débotté. Il habitait sur la côte Ouest.

C'est une habitude que j'ai. Quand je vois ou lis quelque chose au sujet de quelqu'un d'intéressant, je l'appelle et lui demande, en gros, s'il veut devenir mon ami. Mon épouse dit que cela lui rappelle l'école primaire, quand on tendait un morceau de papier à quelqu'un sur lequel était écrit : « Veux-tu devenir mon ami ? Coche la case oui ou non ». Eh bien, j'imagine que je n'ai jamais dépassé ce stade.

« Ouais ? répondit-il.

– Est-ce que vous êtes bien SEAL ?

– Ça dépend qui le demande », dit-il.

Je n'avais pas été aussi nerveux depuis le jour où j'avais appelé Sue, en terminale, pour lui proposer d'être ma partenaire au bal de fin d'année. Je commençai à lui parler de la course et à déblatérer jusqu'à ce que je réalise, au beau milieu de mon verbiage, que je ressemblais à quelqu'un au nez de qui j'aurais aimé raccrocher. En réalité, je n'étais même pas certain qu'il n'avait pas déjà raccroché – il y avait un silence glacial de son côté de la ligne.

C'était bien pire que le coup de fil à Sue.

« Vous êtes toujours là ?

– Ouais.

– Accordez-moi quinze minutes de votre temps afin que je puisse vous rencontrer en personne et vous proposer quelque chose, finis-je par dire. J'habite à New York, mais je peux prendre l'avion et être là demain. »

Silence.

« Vous êtes là ? »

Silence.

« SEAL ? »

Silence.

Enfin : « Vous voulez venir ?… C'est vous qui voyez… », dit-il.

Vingt-quatre heures plus tard, j'atterrissais en Californie.

Nous nous retrouvâmes dans un restaurant de San Diego. Après une conversation qui se résuma à un monologue de ma part tandis qu'il gardait le silence, je l'invitai à venir s'installer chez moi pour qu'il puisse m'entraîner.

Il me fixa d'un œil froid et inexpressif. Impossible de dire s'il pensait que j'étais cinglé ou s'il était en train de se demander si je valais bien la peine qu'il me consacre son temps. Il était en train de me jauger.

Une minute s'écoula, puis encore une autre.

« OK, je vais le faire, mais à une condition », lâcha-t-il sur le ton moyennement motivant d'un sergent instructeur psychopathe. « Vous ferez tout ce que je vous dirai de faire.

– Oui.

– Et par là, j'entends vraiment TOUT.

– OK.

– Je pourrai vous réveiller à n'importe quelle heure. Je pourrai vous pousser au-delà de vos limites.

– Hummm…

– RIEN ne me sera interdit. RIEN.

– Eh bien….

– Quand j'en aurai fini avec vous, vous serez capable de faire mille pompes par jour.

– Mille ? »

Je songeai aussitôt que tout ça n'aurait rien à voir avec un bal de fin d'année…

*

À 7 heures précises, on frappe à ma porte.

Il n'a AUCUN bagage. AUCUNE valise. AUCUNE expression faciale. Bien qu'on soit en décembre et qu'il gèle à pierre fendre, il ne porte AUCUN manteau. AUCUN bonnet. AUCUN gant. Et il n'y a AUCUN échange de formules de politesse.

Il déclare seulement : « Tu es prêt ? »

C'est tout ? Pas de discours de motivation pour s'échauffer ? Pas même un « Bonjour, content de te revoir » ? Pas plus de « Fait rudement froid dehors, hein ? » Peut-être un petit mot gentil et encourageant avant de commencer ? Au lieu de cela, j'ai l'impression de me prendre une balle de Mariano Rivera[1].

« Je suis heureux de vous voir ici, dis-je. Si vous avez besoin de quoi que ce soit, n'hésitez pas à vous servir. Vous êtes ici chez vous. Ma maison est votre maison.

– Non, mec, pas vraiment. C'est ta maison. Je n'ai pas de maison. »

Je laisse échapper un rire.

SEAL ne rit pas du tout.

« C'est une expression, je réponds. *Vous êtes ici chez vous*, c'est une expression.

– Je ne fais pas dans les expressions, mec. Je fais dans l'action. Que cela soit bien clair entre nous, c'est compris ? lance-t-il.

– OK.

– Hummm ?

– Oui… Monsieur ?

– J'ai été entraîné à disparaître. Tu ne sauras JAMAIS quand je suis vraiment chez toi.

– OK.

– Parfait. Passons aux choses sérieuses. Retrouve-moi ici dans 9 minutes. Et épargne-moi tes expressions à la con. »

Mes expressions à la con ?

Je pars me changer pour enfiler ma tenue de sport par temps froid, laquelle se compose de deux couches de sweat-shirts, deux bonnets et une paire de gants. Je reprends ensuite le chemin de la porte d'entrée, où SEAL se trouve déjà, surveillant sa montre. Il fait -10 °C dehors et ça pèle. Pourtant, il ne porte qu'un short, un

1. Joueur de baseball, célèbre pour son lancer de balle rapide à la trajectoire déviante.

T-shirt et un bonnet de laine. Rien d'autre.

« Mec, je vais peut-être avoir besoin de t'emprunter des gants, dit SEAL.

– Vous allez peut-être avoir besoin de gants ?

– Ouais, ou un genre de mitaines, ou une connerie comme ça.

– C'est tout ? Rien d'autre que des gants ?

– C'est tout.

– Il fait -10 °C dehors, fais-je remarquer.

– Il fait -10 °C dehors pour toi car tu te dis qu'il fait -10 °C.

– Non, il fait vraiment -10 °C. C'est vraiment la température qu'il fait dehors. C'est ce qu'indique mon ordinateur. »

SEAL marque un temps d'arrêt, comme si je l'avais déçu. « Ton ordinateur, hein ? »

Il éclate de rire, mais d'un rire angoissant, comme celui de Count von Count, le Muppet de *1, rue Sésame*.

« La température est celle que tu décides qu'elle sera, mon pote, pas celle que ton ordinateur affiche. Si tu décides qu'il fait -10 °C, alors il fait -10 °C. Moi, perso, je dirais plutôt que la température tourne autour des 10 °C. »

Plutôt que de chercher à argumenter – après tout, nous commençons à peine à faire connaissance –, je me contente de répondre :

« OK, j'ai compris.

– Tu as déjà passé du temps dans l'eau glacée, Jesse ? », me demande SEAL.

Je pense en moi-même : genre, *exprès* ? Mais je réponds par un simple « non ».

« Eh bien, est-ce que ça caille vraiment, OU est-ce que c'est ton mental qui te dit que ça caille ? Lequel des deux ? – Il éclate à nouveau de rire. – Contrôle ton mental, Jesse.

– Compris. (Je vais devoir noter ça sur la liste des choses à faire : *contrôler son mental.*)

– Exactement. Apprends à apprécier cette merde. Si tu veux qu'il fasse 21 °C avec un beau soleil… alors il fera 21 °C avec un beau soleil. Contente-toi de courir. La météo, c'est dans ta tête. Je ne regarde jamais quelle température il fait quand je pars courir. Qu'est-ce qu'on en a à foutre de ce que l'ordinateur peut dire ? Ce n'est pas l'ordinateur qui va courir, si ? »

Il n'a pas tort pour le coup, mais plutôt que répondre encore

« Compris », je fais en sorte qu'il continue à parler.

« Est-ce que ça marche aussi avec la chaleur ? Je veux dire, s'il fait 35 °C dehors, est-ce que votre mental peut prétendre qu'il neige ?

– Non, mec, ça ne fonctionne que dans un sens. De froid à chaud seulement. Quand il fait chaud dehors… il fait juste chaud. »

Si l'un de mes amis avait essayé de me convaincre de cette logique, je lui aurais ri au nez, mais venant de la bouche de SEAL, je suis à deux doigts de le croire. Je sens cependant un courant d'air froid provenant de la fenêtre et je me contrefiche de ce que peut bien affirmer SEAL – il fait vraiment -10 °C dehors.

« Et alors, dans ce cas-là, quelle doit être la stratégie quand il fait chaud ?

– Par une chaleur extrême, c'est un état d'esprit totalement différent, mon pote. Tu dois faire preuve de rusticité. Apprivoise la chaleur ! Serre les dents ! Songe à la manière dont les autres doivent souffrir. Apprécie la souffrance.

– La nôtre ou la leur ? »

SEAL me foudroie du regard.

« Les deux », répond-il. Puis il m'adresse un hochement de tête, le signal qu'il est temps d'y aller.

Nous prenons la direction de Central Park et nous courons sur 10 kilomètres à la vitesse de 10,5 km à l'heure. J'imagine que SEAL veut me tester. Si je suis un marathonien expérimenté, je n'ai jamais été un coureur rapide. Je peux courir à une vitesse de 14 kilomètres à l'heure, mais j'aime autant éviter. J'aime prendre mon temps ; ma foulée est plutôt du genre on-peut-discuter-avec-un-ami-tout-en-courant. Je trouve cela plus agréable. Je m'épanouis plus dans l'endurance que dans la vitesse. J'estime que courir en mettant son endurance à l'épreuve tient plus du challenge mental que du défi physique, et je me débrouille plutôt pas mal quand il s'agit de lutter contre l'ennui et la souffrance sur de longues distances.

La vitesse à laquelle nous courons me convient cependant. Je pense en moi-même que je peux y arriver.

Une heure plus tard…

Après avoir pris une douche chaude et avoir répondu à quelques mails professionnels, je fais rapidement visiter mon appartement à

SEAL. Nous vivons au 15 Central Park West, dans l'Upper West Side, à Manhattan. Cet immeuble a fait l'objet de nombreux articles dans des magazines ou des blogs en raison de son architecture, de la vue incroyable qu'il offre et de ses résidents. De nombreux chefs d'entreprise, athlètes ou artistes y vivent.

J'ai convaincu Sara il y a deux ans de nous y installer car l'immeuble bénéficie d'une piscine. « Nous pourrions nager tous les jours, ma chérie. » Nous avons acheté l'appartement, mais nous n'avons encore jamais nagé dans la piscine.

Bien que nous ne nous considérions pas comme des gens chics, l'immeuble, lui, l'est indéniablement. En fait, quand nous avons emménagé, le garçon d'ascenseur (pas le technicien de l'ascenseur, non, un vrai *liftier*) m'a demandé de bien vouloir sortir de l'ascenseur, celui-ci étant « réservé aux résidents ». J'imagine que je n'avais pas trop l'allure d'un résident de l'immeuble avec mon bonnet de ski et mon short.

Je commence le tour du propriétaire en expliquant à SEAL comment utiliser les télécommandes de la télévision. Je me dis que c'est là quelque chose d'important à expliquer à un invité qui va demeurer un mois avec nous, pas vrai ?

« Voici comment allumer la télévision, dis-je tout en désignant le bouton marche/arrêt.

– On ne va pas beaucoup regarder la télévision, m'interrompt-il.

– OK… Alors on passe à la suite. »

Je repose la télécommande et le conduis dans la cuisine. Si nous n'allons pas regarder la télévision, j'imagine que nous prendrons bien le temps de manger. J'ouvre un premier tiroir.

« Alors voici le tiroir des couverts, toutes les fourchettes, les cuillères et les couteaux sont là, dis-je.

– Je n'utiliserai pas vos couverts », répond-il.

Ah bon ? Je referme le tiroir.

J'aurai peut-être plus de chance avec la buanderie.

Alors que je m'apprête à lui montrer comment fonctionnent la machine à laver et le sèche-linge, il m'interrompt à nouveau.

« OK, mec, tu peux t'épargner ce tour du propriétaire à la con. Dis-moi juste comment on se rend à la salle de gym. »

OK. La visite est officiellement finie et nous prenons la direction de la salle de gym.

Là, pour la première fois, je découvre la dentition de SEAL

alors qu'un sourire commence à se dessiner sur son visage. Il est aux anges ; je peux voir son changement d'expression quand nous entrons dans la salle de gym. J'ai un peu l'impression de regarder pour la première fois *Le Magicien d'Oz*, quand l'image passe du noir et blanc à la couleur. C'est un monde nouveau qui semble s'ouvrir. Il se dirige vers la barre de traction, bondit, saisit la barre et s'y suspend. Il commence à faire des tractions, encore des tractions, d'autres tractions, puis se laisse retomber au sol. J'imagine que l'installation lui a plu car son sourire s'est encore élargi.

« C'est parfait. T'es prêt ? me demande-t-il.

– Prêt pour quoi ?

– Tes tractions.

– Vous voulez dire tout de suite ?

– Tu m'en fais dix. Tu descends tout en bas et tu remontes bien au-dessus du menton. On va voir comment tu te débrouilles. »

Je saute pour attraper la barre et hisse mes 90 kg jusqu'à ce que mon menton dépasse bien de la barre. « Une. »

Je redescends. Quand j'arrive à la huitième traction, je commence à pédaler des pieds afin d'essayer de trouver un peu d'élan. Il me faut absolument hisser mon menton au-dessus de la barre, mais j'en suis incapable. Je me laisse retomber au sol. SEAL m'ordonne de faire une pause de 45 secondes avant d'essayer à nouveau.

Quarante-cinq secondes plus tard, je saute à nouveau et empoigne la barre. Je n'ai jamais été très bon en tractions. En réalité, je déteste ça. Je ne sais pas trop comment, j'arrive à en enquiller six de plus avant de me laisser retomber. Cette fois-ci, je pense en avoir fini. SEAL m'ordonne de faire une nouvelle pause de 45 secondes et de recommencer.

Quarante-cinq secondes s'écoulent à nouveau et je suis cette fois-ci capable d'en enchaîner trois de plus avant de me laisser retomber. Et chaque fois que je retombe au sol, mes jambes me soutiennent un peu moins bien. Je viens de faire 17 tractions. J'en ai ma claque. Je suis littéralement lessivé. Je ne pense pas avoir jamais fait 17 tractions aussi rapidement, et je ne pense d'ailleurs pas avoir jamais fait 17 tractions. Je serre mon biceps gauche de la main droite et mon biceps droit de la main gauche et je presse. J'ai l'impression d'avoir des clous plantés dans les muscles.

« Dix-sept ! Super, c'est mon maximum. Je n'aurais jamais pensé pouvoir le faire. C'est étonnant ! Allez, on remonte à l'appartement ! »

Alors que je m'apprête à repartir, SEAL me fixe de son regard inexpressif… Impassible. « Nous allons rester ici jusqu'à ce que tu en fasses cent. »

Quoi ?

« Je ne peux pas en faire cent, c'est impossible, je réponds.

– Tu ferais mieux de trouver un moyen d'y arriver, me dit-il sur le ton qu'emploierait un père pour ordonner à son fils de ranger sa chambre. Je trouve ton attitude déplorable. »

Je refais une traction et me laisse à nouveau retomber au sol.

Je fais les cent pas dans le gymnase en essayant de retarder l'inévitable. Mes bras pendent le long de mon corps tandis que SEAL m'observe. Je ne peux pas procrastiner plus longtemps. Je retourne à la barre. J'en fais encore une et retombe au sol. Je fais un nouveau tour de la salle de gym et retourne à la barre. Je me laisse retomber. Un nouveau tour… Une traction… Je retombe… Un tour… Une traction… Je retombe….

Quatre-vingt-dix minutes plus tard, j'en suis à ma quatre-vingt-dix-septième traction.

Il n'y a pas à dire, l'entraînement a vraiment commencé.

Total de l'entraînement : 10 km et 100 tractions

PAS DE NOVOCAÏNE

J'aime m'asseoir et apprécier la souffrance. Je l'ai méritée.
– SEAL

J'ai grandi sur Long Island, à Roslyn, État de New York, avec deux sœurs plus âgées et un grand frère. J'étais le plus jeune de cinq ans. Banlieue typique, Roslyn alignait des lotissements tous semblables, reliés les uns aux autres par des jardins qui étaient patrouillés par une armée de gamins de mon âge. Ma mère possédait une sonnaille, cette cloche que l'on attache au cou d'une vache. Je pouvais me trouver à six ou sept maisons de distance et ainsi entendre ma mère m'appeler en sonnant la cloche pour que je rentre. J'avais été dressé à la manière d'une vache, ce qui était légèrement embarrassant. La règle stipulait : fais tes devoirs et tu pourras sortir, mais quand tu entends la cloche, tu ferais mieux de revenir dans les cinq minutes. Ma mère était la mère la plus aimante inconditionnellement, mais c'était également une dure à cuire. Personne ne voulait s'embrouiller avec elle. Je ne l'ai jamais entendue proférer le moindre juron, mais elle avait ce regard qui vous clouait sur place : sa marque de fabrique. Le silence. Ça fonctionnait avec moi à chaque fois.

Ma mère était également une sorte de dichotomie pour tout ce qui concernait l'hygiène de vie de ses enfants. D'un côté, elle me laissait manger des cheeseburgers, du bacon, des glaces ou des biscuits Oreo, tout ce que je voulais, même de manière excessive, mais elle était terrifiée par les appareils de radiologie, le fluor et la novocaïne. Elle estimait qu'il n'y avait pas eu de recherches et d'expérimentations suffisamment poussées sur certains produits dans les années 1970 et elle ne voulait pas que je serve de cobaye. Je n'ai passé ma première radiographie qu'après l'invention de cette imposante veste de plomb qu'il fallait enfiler, et elle pensait que le fluor était ce qu'il y avait de plus toxique au monde. Ne pas avoir de rayons X ou de fluor dans ma vie était une chose facile à accepter. Ce qui était plus difficile, c'était de devoir se passer de novocaïne.

Mon dentiste s'appelait Henry Schmitzer et son cabinet se

trouvait à environ quarante-cinq minutes de route de notre maison. J'imagine que c'était le seul dentiste à la ronde que ma mère avait pu dénicher pour jouer de la roulette dans la bouche d'un enfant en se passant d'analgésique. Je ne suis pas loin de croire qu'Henry avait servi de modèle au personnage interprété par Laurence Olivier dans le film *Marathon Man*.

Ainsi, tandis que tous mes copains respiraient du gaz hilarant, avalaient des analgésiques ou recevaient des sucettes chez leur dentiste de quartier, je me retrouvais pour ma part assis à l'arrière du véhicule familial pour quarante-cinq minutes de trajet tout en contemplant le paysage, en sueur, songeant : on part au bout du monde pour une séance de torture. Ce bruit de roulette, et cette odeur, semblable à celle d'un os carbonisé ! L'anticipation de ce qui allait se produire était épuisante, pour ne pas dire plus. C'était une véritable odyssée à mes yeux. Le trajet depuis le parking jusqu'au cabinet faisait à chaque fois naître en moi l'idée et l'envie de m'enfuir en courant de toute la vitesse de mes jambes. Cela n'empêchait pas ma mère de m'adresser un sourire désarmant en ouvrant la porte du cabinet – elle était vraiment persuadée d'agir au mieux.

À l'intérieur du cabinet, Schmitzer, cet enfoiré, s'en donnait à cœur joie avec sa roulette (je me tiens littéralement la mâchoire alors que j'écris ces mots). Un goût de brûlé, un son strident, une souffrance insupportable, et l'impression d'avoir une bouche à tout jamais douloureuse. C'était de la folie furieuse. On aurait pu croire que cela m'incitait à mieux me brosser les dents, mais tout semblait indiquer que j'avais au minimum une carie à chaque visite.

Mon père avait un caractère à l'opposé de ma mère, dans le genre suivons-le-mouvement. Il possédait un magasin d'accessoires de plomberie à Mineola et travaillait six jours par semaine (une demi-journée le samedi). En dépit du temps qu'il passait au travail, c'était un papa poule. Il venait assister à chacun de mes matches, à chacun des événements auxquels je participais, et il mettait un point d'honneur à rentrer dîner chaque soir.

À la maison, il avait tout l'air d'un savant fou – il avait aménagé un atelier dans le sous-sol et en avait fait son repaire. Il n'aimait pas regarder la télévision ou traîner avec des amis ; il aimait inventer. Quand le film *Retour vers le futur* est sorti, où l'on voit « Doc » inventer le Condensateur de Flux, je me suis dit : « Mais c'est mon père ! »

Je me rappelle une journée à l'école primaire où il nous avait fallu créer un diorama. La consigne était simple : prenez une boîte à chaussures et reproduisez votre propre maison. Eh bien, après que mon père m'eut aidé, mon diorama disposait de l'eau courante et de l'électricité. Il était également possible d'appuyer sur un bouton et de voir la petite porte de garage du diorama s'ouvrir.

Je suis persuadé que mon père a été la source de ma créativité. Et pour autant que je le sache, il n'a rien contre la novocaïne, mais il n'avait malheureusement pas la responsabilité de me conduire chez le dentiste.

La partie de moi qui m'inciterait plus tard à embaucher un Navy SEAL, celle-là, elle venait du côté de ma mère.

Jour 2

Le Gatorade de la nature

Les surprises, c'est moi qui les fais,
c'est pas à moi qu'on les fait.
– SEAL

De New York à Boston
De -9 °C à -7 °C
0700

J'ai éprouvé quelques difficultés à trouver le sommeil cette nuit. C'était à la fois un mélange de nervosité et d'excitation couplé au fait que mes biceps étaient niqués à la suite des tractions. Ils sont douloureux au toucher. Je ne pense pas qu'ils aient bougé de la position à 90 degrés dans laquelle ils sont restés coincés toute la nuit.

Côté nervosité, je me sens inhabituellement nerveux pour l'heure. Ce n'est pas le genre de nervosité que l'on pourrait éprouver avant un entretien de recrutement ou un truc du genre, mais c'est un stress lié au fait que je ne voudrais pas décevoir SEAL en étant incapable d'exécuter ses exercices. J'ai commencé à ressentir cette nervosité avant même qu'il n'arrive. Et la crainte de me blesser me hante à la manière d'une musique qui jouerait dans ma tête en fond sonore. C'est un peu le genre de stress que je pourrais ressentir avant de prendre le départ d'un marathon. L'incertitude de ce qui se produira ou pourrait se produire. Sans compter que la manière dont SEAL s'attendait hier à ce que je fasse 100 tractions était à la limite de la folie. Et il a refusé de quitter la salle de gym tant que je n'en avais pas terminé.

Ça m'a vraiment fait peur.

Quoi qu'il en soit, avant que nous n'allions nous coucher hier soir, SEAL m'a demandé de régler mon réveil sur 0630 (6h30) pour que nous puissions partir courir à 0700 (7 heures)… PRÉCISES.

Eh bien, il n'y a pas eu besoin d'une alarme de réveil puisque dès 6 heures j'entends quelqu'un marcher dans l'entrée de l'appartement.

Non pas sur la pointe des pieds, mais comme s'il s'agissait de marcher d'une manière suffisamment bruyante pour me réveiller. J'entends quelqu'un qui se racle la gorge de manière excessive… une porte qui claque… et une musique poussée au volume maximum.

Quel connard.

J'attrape deux sweat-shirts, deux bonnets et mes gants. SEAL porte les mêmes vêtements d'été qu'hier, avec en prime cette fois-ci une vieille paire de gants que je lui ai prêtée. Nous sortons de l'appartement.

Quand nous passons devant la réception au rez-de-chaussée, je devine que les portiers sont curieux de savoir qui peut être SEAL. Je crois même entendre l'un d'eux demander à l'autre s'il ne s'agirait pas de Jerry Rice, le célèbre footballeur.

« Nan, ce mec est bien plus grand que Jerry Rice », répond l'autre.

Nous courons dans Central Park sur le même parcours qu'hier, au même rythme de 10,5 km à l'heure. *Aucune* parole n'est prononcée. *Aucune* blague n'est échangée. Nous ne communiquons absolument pas. Je ne suis plus vraiment certain que ce type souhaite devenir mon ami… et je ne suis plus vraiment certain de vouloir devenir le sien.

Mes bras me font souffrir en raison des tractions de la veille, mais je ne dis rien. Je me contente de calquer ma foulée sur la sienne. J'ai déjà couru sur de longues distances au cours de ma vie, mais quand je ne m'entraîne pas au quotidien, un parcours de 10 kilomètres me semble être une vraie plaie. C'est long et ça peut vraiment être ennuyeux. Quelle que soit la manière dont vous abordiez la chose, 10 kilomètres vont me prendre entre 50 et 60 minutes. Ça fait un long moment passé à courir.

N'importe quel coureur vous dira qu'une séance de jogging peut, certains jours, filer à la vitesse de l'éclair et même être agréable. Et à d'autres moments, cette même séance de jogging sur le même parcours s'apparentera à une séance de torture et semblera durer une éternité. Aujourd'hui, les aiguilles du chrono paraissent tourner au ralenti. Peut-être est-ce dû à l'étrangeté qu'il y a à courir avec un inconnu. Courir avec quelqu'un que vous ne connaissez pas et qui ne vous adresse pas la parole est vraiment très bizarre. Le silence est dérangeant. C'est un peu comme courir avec quelqu'un qui parlerait dans une langue inconnue… à cette différence près que ce quelqu'un est très intimidant et doit encore vivre chez vous pendant trente jours. Quoi que cela puisse être, cette séance de jogging me semble durer deux fois plus longtemps que la précédente.

Quand nous rentrons à l'appartement, je me prépare rapidement un milkshake, prends une douche, puis pars au travail.

Trois heures plus tard…

Je n'ai pas encore annoncé à SEAL qu'aujourd'hui je devais aller à Boston afin d'assister à un rendez-vous professionnel autour de midi. Mais j'ai une bonne raison qui justifie ce déplacement. J'ai récemment fondé une société baptisée 100 Mile Group. Je suis plutôt doué quand il s'agit de déceler des tendances et de prédire les gros coups à venir, et 100 Mile Group a été créé pour en tirer avantage. Si je déniche un produit ou un service dont je suis persuadé qu'il suscitera l'intérêt des consommateurs, et que je me passionne pour lui, alors cette société investira dedans, en fera le marketing ou le lancera sur le marché.

Notre premier produit est une nouvelle marque du nom de Zico Coconut Water. En tant que coureur, j'ai pleinement conscience des extraordinaires propriétés hydratantes de l'eau de coco et je suis convaincu que ce segment de marché va décoller. J'ai également remarqué que plus ou moins tous les quatre ans, une nouvelle boisson énergisante naturelle débarque sur le marché et y rencontre un succès instantané. La marque Pomegranate, qui commercialise un jus de grenade, venait de conquérir les linéaires – il était impossible d'échapper aux publicités vantant les mérites de cette boisson. J'étais persuadé que l'eau de coco sera le prochain Graal.

Au tout début, j'avais songé à importer de l'eau de coco depuis l'étranger et à m'occuper de tout moi-même. Après plusieurs déplacements à la Jamaïque et au Brésil, je n'avais pas tardé à réaliser qu'il était préférable de s'associer avec une marque existante et de l'aider à accroître ses parts de marché.

J'avais été présenté au cours de l'été précédent à Mark Rampolla, fondateur de Zico Coconut Water. Zico était alors une PME réalisant environ 5 millions de dollars de chiffre d'affaires, mais mon intuition à la Spidey[1] m'avait soufflé à l'oreille qu'ils tenaient quelque chose, sans compter que j'appréciais vraiment beaucoup

1. Version junior de Spiderman dans le dessin animé *Spidey et ses amis extraordinaires !*

Mark. J'avais fini par m'associer avec cette société tout en signant parallèlement un contrat avec Coca-Cola pour faire entrer la firme au capital comme partenaire minoritaire.

Coca-Cola avait récemment créé une nouvelle division baptisée VEB, pour Venturing & Emerging Brands. Il s'agissait de la division de Coke chargée de repérer les prochaines marques susceptibles de dépasser le milliard de dollars de chiffre d'affaires et d'entrer à leur capital au cours de leur période de croissance initiale. Ils avaient déjà racheté des marques telles que Honest Tea et Illy Coffee, et d'autres encore. Mon ami Lance Collins avait pour sa part créé Fuze[1], qu'il venait tout juste de revendre à Coke. Il m'avait présenté au président de la nouvelle division de Coke et, après plusieurs déplacements à Atlanta, nous avions fini par former une triple alliance : Zico, 100 Mile Group et Coca-Cola. Coke avait conservé une option pour racheter toute la société à une valorisation dépendant de ses chiffres de vente.

Le chiffre d'affaires de Zico commençant à décoller, la réunion qui se prépare aujourd'hui est très importante à mes yeux.

Je finis par annoncer à SEAL que nous devons aller à Boston pour ce rendez-vous. J'ai complètement oublié de le briefer avant, mais je suis certain qu'il comprendra – c'est le monde des affaires.

« Tout ça, ce sont des conneries, Jesse. Je vais y aller, mais ce sont vraiment des conneries de MERDE. Ne me fais plus de putain de surprise du genre, Jesse. Les surprises, c'est moi qui les fais, c'est pas à moi qu'on les fait. Je ne plaisante pas. PLUS DE PUTAIN DE SURPRISES ! On ne peut pas se permettre de dévier de notre route. »

Il est fou de rage.

« Je vous promets qu'on sera de retour ce soir à 19 heures pour poursuivre l'entraînement », dis-je, dans l'espoir d'apaiser sa déception. Il se montre d'accord, mais en moi-même je pense : *Quel choix a-t-il réellement ? Il faut bien que je travaille, non ?*

Il est midi. Nous quittons le bureau pour nous rendre directement à l'aéroport. Inutile de faire un saut à l'appartement pour préparer une valise puisque j'ai la certitude que nous serons rentrés à temps pour l'entraînement du soir. Je garde toujours un short et un T-shirt en réserve au bureau et je les prends avec moi… au cas où.

Le fait que je m'apprête à rencontrer Kevin Garnett, une légende

1. Gamme de thés et de boissons non gazeuses aux fruits enrichies en vitamines produite par la société Fuze Beverages, fondée en 2000 et rachetée en 2007 par la Coca-Cola Company.

de l'équipe de basket des Boston Celtics, n'impressionne guère SEAL. C'est ma première rencontre avec Garnett et j'ai hâte. Cela fait longtemps que je suis ami avec son agent sportif et j'ai entendu dire que Garnett était un fan de Zico, bien qu'il soit un porte-parole officiel de Gatorade. Et Garnett est un dingue de fitness.

Hors saison sportive, Garnett réside à Malibu. Mais d'un point de vue technique, Garnett ne se retrouve jamais hors saison car aussitôt que la période des championnats s'achève, il part s'entraîner. Il s'enorgueillit de s'entraîner tôt et souvent. « J'aime être le premier à imprimer mes foulées dans le sable », a-t-il coutume de dire. J'adore l'intensité de ce bonhomme et sa quête de bien-être. Je suis convaincu qu'il sera l'homme idéal comme investisseur et porte-parole de Gatorade. En plus, ce serait un formidable coup pour nous que de le détourner de Gatorade alors que son contrat avec eux doit bientôt être renouvelé. En un mot comme en cent, je suis vraiment excité à l'idée de ce rendez-vous.

À bord du jet, je serre ma ceinture au maximum et oriente la valve de ventilation dans ma direction. Enfin, j'abaisse le volet du hublot. Je n'ai jamais été un formidable passager (ce qui est plutôt ironique étant donné que j'ai fondé une société de location de jets privés). Mes superstitions en matière de vol m'amènent à chaque fois que je monte à bord d'un avion à conduire une sorte de checklist d'avant-vol. Je récite une prière, écoute une chanson de Carole King et claque trois fois des talons. Et cette fois-ci, je suis heureux de l'avoir fait. Dire que le décollage est mouvementé serait un euphémisme. J'ai plutôt l'impression d'avoir embarqué sur des montagnes russes au point d'en avoir des haut-le-cœur.

Entre deux trous d'air, je jette un coup d'œil en direction de SEAL. Il est toujours vêtu du même short et du même T-shirt avec lesquels il a déjà couru ce matin, et il feuillette le magazine *Sports Illustrated*. Je ne suis même pas certain que SEAL ait remarqué que nous avions décollé. Il tourne tranquillement les pages de son magazine et semble imperturbable.

Au bout de 20 minutes de vol, une alarme se met à retentir tandis que le voyant lumineux demandant de boucler sa ceinture s'allume. Le pilote ordonne aux hôtesses de retourner s'asseoir à leurs sièges et d'arrêter leur service car les turbulences sont trop importantes. Je suis terrifié et convaincu que nous allons nous écraser. Des gouttes de sueur commencent à perler sur mon front et mes mains sont moites. Mais SEAL ne bouge pas d'un poil. Il continue sa lecture. Tournant les pages les unes après les autres et bâillant.

Enfin, nous nous posons à Boston. Je suis fou de joie à l'idée d'avoir atterri en un seul morceau.

SEAL s'en fiche royalement. Il se tourne vers moi et déclare : « Super-vol. »

16 heures

Nous entrons dans la salle de réunion du centre d'entraînement des Boston Celtics et nous y retrouvons Kevin Garnett, ainsi que son agent et l'un de ses conseillers financiers. Kevin est bien plus grand que ce que j'avais imaginé et vraiment très affûté. Ce gars-là a l'air bien plus musclé et bien plus impressionnant en personne. Il vient d'achever un entraînement de trois heures, a pris une douche, et est prêt à parler affaires.

Nous prenons place dans cette grande pièce qui domine le terrain de basket et dans laquelle se réunit l'encadrement pour observer les entraînements. Je me sens plutôt en forme. J'adore se faire rencontrer les produits et les personnes en qui je crois et je suis généralement à l'aise dans ce genre de rendez-vous, aussi mon niveau de confiance est-il à son zénith.

« Hello, Kevin, je suis Jesse Itzler », dis-je en allant serrer la main de Garnett, aussi grande que la mascotte de Hamburger Helper[1], mais je constate qu'il ne me regarde pas. Ses yeux sont rivés sur SEAL.

« Et voici SEAL », j'ajoute.

SEAL lui adresse un hochement de tête, auquel Garnett répond de même. On dirait une confrontation silencieuse – deux cow-boys s'évaluant du regard avant de dégainer leurs calibres.

« J'ai embauché un Navy SEAL pour qu'il vienne vivre chez moi pendant un mois », dis-je. « Vous savez, pour m'entraîner. Pour me faire voir les choses autrement dans ma vie. »

Garnett hausse les sourcils comme si j'étais la première personne à se faire accompagner d'un Navy SEAL pour un rendez-vous d'affaires.

« Ça ne vous dérange pas s'il assiste à la réunion avec nous ? »

1. Marque de plats précuisinés ayant pour logo une main géante à quatre doigts, dotée d'yeux, d'une bouche et d'un nez rouge.

Je propose à Garnett une bouteille de Zico Coco, puis lui adresse un sourire et enchaîne directement avec mon pitch. « Si Mère Nature devait se lancer sur le marché des boissons sportives, Zico serait son Gatorade… »

« Combien de kilomètres tu cours chaque jour ? demande Garnett à SEAL, rompant ainsi le silence qui s'était instauré entre eux deux.

– Ça dépend, répond SEAL dans un haussement d'épaules.

– Tu fais des haltères ou du poids du corps ?

– Oui et non, répond SEAL.

– Ton seuil anaérobie ?

– Ta masse musculaire ?

– Ta VO2[1] ? »

Garnett enchaîne les questions tandis que SEAL les élude. Ce n'est pas un duel, on dirait plutôt que Garnett est en quart de finale à Flushing Meadows tandis que SEAL joue du badminton à l'occasion d'un barbecue.

Les heures passent. Nous ne parlons pas une seule fois de Zico. Je me contente de rester assis là. Nous parlons musculation. Ou devrais-je plutôt dire qu'*ils* parlent musculation. Il y a dans l'air des ondes de guerriers sur lesquelles ils sont tous les deux branchés ; je les capte également, mais je ne suis pas sur la même fréquence guerrière qu'eux.

La météo commence à se dégrader tandis que leur discussion se poursuit, encore, encore *et encore.*

« OK, parfait », conclut finalement Garnett pour indiquer que la réunion est terminée.

Et qu'est-ce qu'on fait avec Zico ?, je m'interroge.

Garnett et SEAL se retournent vers moi comme si je venais soudainement de réapparaître. Ils se serrent tous les deux dans les bras et nous nous disons au revoir.

Finalement, Garnett s'adresse à moi. « C'est aussi simple que ça, mec. Quoi que vous fassiez, indique-t-il, je veux en être. »

1. Consommation d'oxygène.

20 heures

Je fais un check avec SEAL en sortant du bâtiment, mais mon sentiment d'euphorie se transforme rapidement en crainte alors que nous affrontons maintenant des bourrasques de neige. Ça se présente mal, me dis-je. C'est sans doute ce que SEAL pourrait définir comme étant une surprise, mais celle-ci nous est offerte par Mère Nature – elle n'est pas de mon fait. Nous n'essayons même pas de rejoindre l'aéroport et je nous déniche un hôtel à proximité du Boston Garden. Il se fait tard quand nous prenons possession de nos chambres. Je suis fatigué et j'ai besoin de me reposer. Je vais peut-être louer un film et me faire monter un repas dans ma chambre. Au moment où je m'allonge sur mon lit, j'entends quelqu'un toquer à la porte.

« On y va, annonce une voix à travers la porte. On se retrouve en bas dans 10 minutes.

– Mais il fait un froid glacial et il neige.

– Dans 10 minutes.

– Mais nous avons déjà couru ce matin.

– Dans 10 minutes.

– Mais je n'ai aucun vêtement chaud avec moi. »

Huit minutes plus tard, je sors de l'ascenseur pour me retrouver dans le lobby de l'hôtel. SEAL est prêt. Il m'attend devant le comptoir de la réception. Il me dévisage comme si j'étais en retard bien que j'aie en réalité 2 minutes d'avance. Ce sera notre second jogging de la journée alors que la température ne cesse de baisser. Je suis en short, avec un T-shirt, un bonnet et le sweat-shirt que j'ai porté pendant la réunion. Rien de plus. Il fait -8 °C dehors et nous partons courir sur le front de mer de Boston. Il fait un froid mordant, avec des rafales de vent et une neige brumeuse. Je n'ai *vraiment* aucune envie d'être dehors, mais je n'ai pas le choix. Je me les gèle. Je voudrais être dans ma chambre d'hôtel, commander quelque chose à manger et regarder la neige tomber derrière la fenêtre. De plus, j'aimerais réfléchir à ce que sera la prochaine étape avec Zico et Garnett tant que le rendez-vous est encore frais dans ma mémoire.

J'essaie de débriefer avec SEAL la réunion que nous avons eue et de discuter de l'accord verbal que nous avons emporté.

« C'était une super-réunion », je lance.

Aucune réponse.

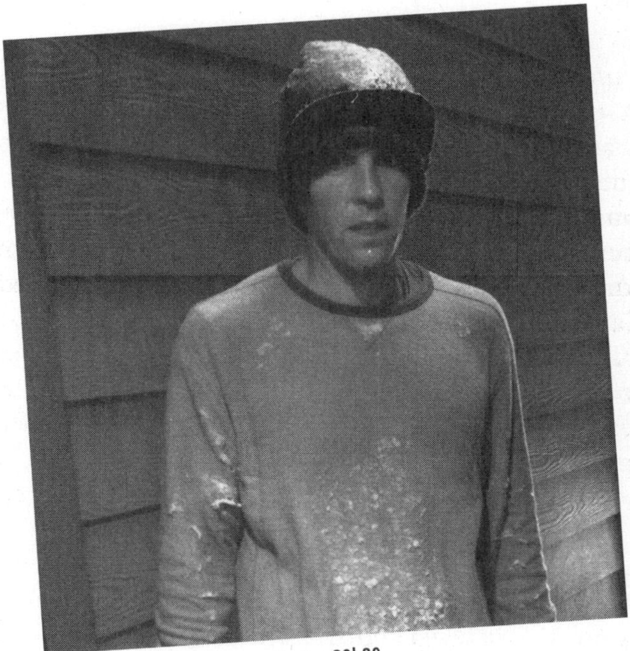

Boston 20h30

« Vous pensez que son conseiller financier va approuver ? »

Aucune réponse.

« Quoi qu'il en soit, qu'est-ce que vous avez pensé de son conseiller financier ? »

Aucune réponse. Environ une minute plus tard, SEAL finit par lâcher : « Putain, ça regarde Kevin Garnett. » Je n'insiste pas.

Je n'ai pas la moindre idée de l'étendue d'eau le long de laquelle nous sommes en train de courir, mais je suppose qu'il s'agit de la rivière Charles. Je n'ai aucun élément sur lequel m'appuyer autre qu'il s'agit du seul fleuve que je connaisse à Boston. À tort ou à raison, je l'imagine couvert d'étudiants pratiquant l'aviron par une belle journée ensoleillée. Je ne suis pas certain que SEAL imagine quoi que ce soit. Il se contente de regarder droit devant lui, comme s'il redoutait une embuscade. Mais aucun ennemi n'apparaît à l'horizon.

Tandis que nous rentrons à l'hôtel, j'ai l'extrémité des doigts gelés.

Je vais sur Google pour effectuer une recherche « gelure » avec mon ordinateur portable, mais je suis incapable de pianoter sur le clavier. Nous venons tout juste d'enquiller 10 kilomètres de plus. Ça fait un total de vingt depuis ce matin, et de trente depuis le début.

Je lance mes vêtements trempés dans la baignoire, étale mon sweat-shirt sur le radiateur de la chambre pour le faire sécher et appelle Sara pour prendre des nouvelles. Chaque fois que je suis en déplacement, je trouve difficile d'être éloigné de mon épouse et de mon fils (mais un coup de fil me revigore toujours). Il est 21h30 et elle ne décroche pas. Ça sonne dans le vide.

Sara aime se coucher tôt. Il en est ainsi depuis que je l'ai rencontrée pour la première fois en 2006, à l'occasion d'un tournoi de poker à Las Vegas.

*

Sara était une des clientes de ma société Marquis Jet, une société d'aviation proposant des jets privés en multipropriété que j'avais créée en 2001. Notre partenaire, NetJets, organisait un tournoi de poker et nous avions bénéficié de quarante places assises. Nous avions alors environ 3 000 clients et n'en choisir que quarante s'était avéré difficile. Chacun de nos commerciaux avait dû soumettre une liste de quatre ou cinq clients dont il estimait que ça valait le coup de les inviter, puis mon associé Kenny et moi-même devions en choisir un seul sur leurs listes.

Mon commercial de Géorgie m'avait appelé pour m'indiquer qu'il y avait une jeune femme d'affaires dont il pensait qu'elle devait être invitée. Il m'avait ensuite envoyé sa photo par mail. Le cliché était celui d'une jolie blonde avec une pomme sur la tête. *Quoi ?* J'étais intrigué. Elle était si mignonne ! J'avais donc répondu au commercial qu'il n'était plus nécessaire d'envoyer d'autres suggestions de son côté et qu'il pouvait inviter la fille à la pomme sur la tête.

La nuit du tournoi de poker, une quinzaine d'entre nous allèrent dîner ensemble, dont la femme à la pomme. Une demi-heure après le début du dîner, elle nous indiqua qu'il était déjà tard pour elle et qu'elle allait rentrer se coucher. Je jetai un coup d'œil à ma montre. 21h30. Qui part se coucher à 21h30 à Las Vegas ? Quel drôle d'oiseau, pensai-je. Deux ans plus tard, j'étais marié à ce drôle d'oiseau.

Mon appel aboutit sur une boîte vocale et je laisse un message. Il est 21 heures passées, Sara doit dormir et il est temps pour moi d'aller me coucher. Avec tous ces vols retardés, j'imagine que l'aéroport va être bondé demain et qu'il faudra se lever tôt.

Total de l'entraînement : 20 kilomètres dans des bourrasques de neige

Jour 3

Mes bijoux de famille

Tu dois sentir le rythme.
– SEAL

Boston
-2,5 °C
0500

Le téléphone de ma chambre d'hôtel sonne. Quelle heure est-il ? Je n'ai pas demandé à être réveillé. Ce doit être SEAL, alors je roule dans mon lit et décroche.

« C'est l'heure d'y aller » est la première chose que j'entends.

Hier, SEAL m'a dit qu'il voulait que nous courions 10 kilomètres le matin et 5 kilomètres le soir les trois premiers jours afin de bâtir mon « socle ».

Trois jours pour bâtir un socle ? Ça paraît ridicule. Ne faut-il pas plusieurs mois pour bâtir un socle ?

De toute manière, je ne m'attendais pas à devoir passer la nuit à Boston et je n'ai donc aucune affaire de rechange à enfiler, sans compter que ma tenue d'hier est encore trempée à cause de la neige et de la transpiration. Avant que nous ne descendions, je retrouve SEAL dans le couloir entre nos chambres afin de discuter d'un petit problème.

« SEAL, j'ai un problème, lui dis-je, je n'ai pas emporté de sous-vêtement de rechange.

– Et donc ?

– Je ne peux pas courir sans sous-vêtement.

– Erreur, mec, c'est sans tes jambes que tu ne peux pas courir. On y va. »

J'enfile donc mes vêtements mouillés de la nuit dernière. J'ai froid et je me sens misérable avant même d'avoir mis un pied dehors. Mon caleçon est si trempé que je ne peux pas me résoudre à l'enfiler, alors j'y vais en mode « commando ».

Nous nous retrouvons dans le lobby.

La foulée d'aujourd'hui est plus rapide que celle d'hier, plus rapide d'environ 37 secondes par kilomètre. Et quelqu'un a visiblement oublié de réveiller le soleil car il fait encore nuit noire. Nous zigzaguons au milieu des phares de voitures à la manière de prisonniers fuyant leur cour d'enceinte sous les lueurs tournoyantes des projecteurs. Un coup à gauche, des klaxons retentissent, un coup à droite, d'autres klaxons mugissent. Moi, j'essaie juste de garder le rythme.

Apparemment, SEAL aime bien courir sur la chaussée face aux voitures arrivant sur lui et aussi près que possible de ces voitures. Pourquoi ne pas courir sur le trottoir ? Pourquoi courir sur la chaussée ? Je ne suis pas vraiment certain de ce que pourrait être la réponse. Peut-être qu'il aime cet afflux d'adrénaline. Moi pas spécialement. Je préfère de beaucoup courir dans une rue calme où il n'y a pas de gaz d'échappement et où les voitures ne sont pas à quelques centimètres de vous tuer. Quelles que puissent être ses raisons, il insiste pour courir de cette manière.

Nous pourrions aisément sauter sur le trottoir qui se trouve à moins d'un mètre de nous. Celui-ci est peut-être même destiné aux coureurs. Il est propre, vide, sûr et attrayant. SEAL l'ignore. Nous restons sur la chaussée en continuant d'esquiver les voitures et de sauter par-dessus les nids-de-poule. Ça me rend fou. POURQUOI NE PEUT-IL PAS COURIR SUR LE TROTTOIR ?

Après une vingtaine de minutes, SEAL ne prononce que deux mots :

« Reste proche. »

Après avoir couru environ 5 kilomètres sur notre parcours de 10 kilomètres, il est temps de faire demi-tour pour rentrer à l'hôtel, et c'est ce que nous faisons. Le soleil commence à poindre à l'horizon. Il est 5h30. Je commence à éviter de mieux en mieux les voitures qui me foncent dessus, mais ça ne me plaît toujours pas.

Tandis que nous courons en direction de l'hôtel, je réalise que quelque chose ne va pas. Il s'agit de mes bijoux de famille. Ils commencent à frotter contre le nylon de mon short puisque je cours sans caleçon. Ce n'est pas une sensation agréable.

« SEAL, j'ai les couilles en sang.

– Qu'est-ce qu'on en a à foutre de tes petites couilles », répond-il.

Nous ne ralentissons pas le rythme.

Environ 2 kilomètres plus tard, je ne reconnais plus rien. Les bâtiments... Les arbres... Plus rien ne me semble familier sur le chemin du retour vers l'hôtel. Il ne s'agit pas du même itinéraire qu'à l'aller.

« Désolé, mec, mais je ne reconnais rien. Je suppose qu'il est impossible que vous vous soyez perdu ? », j'arrive à demander entre deux halètements. « Pas avec votre entraînement ? »

Il me lance un regard glacial. « J'ai fait l'école des Rangers, mon pote... Aucun risque. »

Au bout de 48 minutes de course, sa montre sonne pour la dixième fois, signalant ainsi que nous avons couru 10 kilomètres, mais il n'y a toujours aucun hôtel en vue. Je me dis qu'avec 5 kilomètres aller et 5 kilomètres retour, nous devrions en avoir fini, pas vrai ? Allez, mec, j'ai les couilles en feu.

Nous atteignons finalement l'hôtel après avoir couru plus de quatorze kilomètres.

Je suis en rage à cause des kilomètres en rab. SEAL est heureux. C'est comme s'il avait reçu un bon point ou un truc du genre. À la seconde même où nous entrons dans l'hôtel, SEAL dégaine son carnet d'entraînement et y inscrit un récapitulatif de ce que nous venons d'accomplir. La date, l'heure, le rythme, la distance, etc. Il écrit si petit qu'il a tout le détail de son entraînement de l'année sur seulement deux pages. Je traverse le lobby en boitant. Ça fait mal. Je me demande si le concierge à la réception pourrait me conseiller quelque chose pour mes couilles en feu.

« L'école des Rangers, mon pote. »

Trois heures plus tard...

J'appelle la chambre de SEAL et lui indique que nous ferions mieux de partir pour l'aéroport.

« Bien reçu », répond-il.

Il est 9 heures. Nous sommes coincés pour plusieurs heures à l'aéroport Logan. Aucun avion ne décolle. Je passe quelques coups de fil. Je suis satisfait de la manière dont s'est déroulé le rendez-vous avec Garnett. Je lis quelques magazines. Je fais les cent pas. Je passe d'autres coups de fil. SEAL se contente de rester assis là, à regarder droit devant lui. Il ne bouge pas de son fauteuil. Il ne va pas aux toilettes. Je ne suis même pas sûr qu'il cligne des yeux. Il fixe simplement l'horizon.

Je regarde dans la même direction afin de découvrir ce qu'il observe. Je suis son regard jusqu'à tomber sur un mur de briques. Il n'y a rien d'autre. Je retourne la tête vers lui afin de m'assurer que mon regard était bien aligné avec le sien, et je retombe une fois de plus sur ce mur de briques. Il ne fait que regarder fixement droit devant lui. Un peu comme les deux lions de pierre sur le parvis de la bibliothèque publique de New York.

SEAL n'a que deux vitesses : point mort et à fond. Mais son point mort n'a rien d'un point mort normal ; on dirait plutôt le moment entre allumage et décollage. J'ai le sentiment que les choses peuvent devenir très vite dangereuses autour de lui. Et pourtant, en même temps, j'éprouve un sentiment de sécurité absolu à ses côtés. Et je ne parle pas seulement de ma sécurité personnelle, même si cela entre en ligne de compte. Je parle avant tout de sécurité au sens défense nationale.

Pendant encore trois heures, je fais les cent pas, je mange, je me promène dans les boutiques et je lis. SEAL, lui, se contente de regarder droit devant lui. Enfin, nous finissons par embarquer.

Toujours le troisième jour. Cette nuit-là…

Dieu merci, le vol retour est bien plus calme que celui qui nous a amenés à Boston. Je suis en mesure de fermer les yeux pendant les 50 minutes de vol jusqu'à New York et j'ai le sentiment de me retrouver en pleine phase de sommeil paradoxal. Je suis complètement dans les vapes. Nous atterrissons à LaGuardia et sautons dans un taxi pour rejoindre New York. La course prend une trentaine de minutes jusqu'au West Side. Il est près de 20 heures quand nous arrivons enfin à l'appartement.

SEAL me lance une banane et me dit : « Prends des forces ! » Je n'ai mangé que des cochonneries à l'aéroport et je meurs de faim. J'adorerais commander à dîner chez Josie, un restaurant offrant la nourriture la plus saine et locale qui soit, mais ce n'est pas au menu de SEAL. Son plat du jour, c'est plutôt lancer de bananes et cumul de kilomètres.

« Allons faire ces cinq petits kilomètres », dit-il. « Dix le matin et cinq le soir, répète-t-il. Il faut bâtir le socle. »

Je me trompe peut-être dans mes calculs, mais nous avons couru plus de quatorze kilomètres ce matin. Il suffirait d'arrondir pour que nous soyons quittes pour aujourd'hui.

Je ne suis pas absolument certain de la raison pour laquelle SEAL a accepté de venir « travailler » avec moi. J'étais peut-être curieux de voir de quelle manière je pouvais transformer ma vie, mais j'imagine que lui aussi était curieux de découvrir la manière dont je pouvais vivre. Afin d'apprendre. Afin de se confronter au monde des affaires, aux voyages, à la famille et à ce que pourrait être une vie après une carrière militaire. Je n'en sais trop rien. Nous ne nous connaissons pas depuis suffisamment longtemps, mais je me fais la remarque de lui poser la question plus tard.

L'hiver à New York peut être très froid et, ce soir, l'écran géant de mon appartement affiche CNN, qui indique une température de -8 °C. SEAL enfile la même tenue que celle qu'il portait lors de nos cinq derniers joggings. J'entends par là *exactement* les mêmes affaires. Comment a-t-il réussi à tout faire sécher ?

Je passe dans ma chambre et enfile un T-shirt de running à manches longues. Je récupère également deux bonnets que j'enfile l'un sur l'autre. Le fait que l'on perde énormément de chaleur corporelle par la tête est une vérité incontestable. Si vous gardez votre tête au chaud dans un environnement glacial, vous aurez déjà remporté la moitié de la bataille consistant à préserver votre chaleur corporelle. Je préfère en général courir en short (quelle que puisse être la température) mais j'ai choisi ce soir d'enfiler un legging thermique car il fait vraiment très froid.

Tout au long de la descente des 37 étages en ascenseur, SEAL ne m'adresse même pas un regard. On dirait qu'il est fou de rage contre moi. En réalité, on dirait même qu'il est fou de rage contre quelque chose de bien plus important que ma simple personne. Est-il fou de rage contre le monde entier ?

« Allez, on se casse de ce putain d'ascenseur, fait-il aussitôt que la porte s'entrouvre. Et rien à foutre, on va faire 10 kilomètres », lance SEAL alors que nous sortons. Je ne lui demande même pas pourquoi il a l'air aussi furieux.

Nous courons 10 kilomètres à travers Central Park. Habituellement, j'effectue le parcours de Central Park dans le sens des aiguilles d'une montre, mais ce soir, il veut courir dans le sens inverse. Il affirme qu'il y a bien plus de montées dans ce sens. Je ne suis pas sûr de bien comprendre. Tout cela me fait penser à un problème de logique

que j'aurais pu avoir en classe de troisième, mais nous n'avons pas le temps d'en discuter. Nous avons déjà démarré.

SEAL ne jette pas un seul coup d'œil à son cadran de montre pendant que nous courons et, une fois que nous en avons fini, il appuie sur le bouton arrêt de son GPS. J'entends un bip qui indique que la course est finie et que les données ont été enregistrées. « Nous avons couru ces 10 kilomètres à un peu plus de 5 minutes par kilomètre », dit-il. Il regarde ensuite sa montre… qui affiche précisément 54 minutes. Ce mec est un GPS humain.

« SEAL, comment avez-vous su qu'on faisait un peu plus de 5 minutes par kilomètre sans vérifier avec votre montre ?

– L'instinct. Il faut sentir le rythme. »

Ce type, c'est l'Obi-Wan Kenobi du running !

Vingt minutes plus tard…

Il est environ 22 heures, je ne vais pas tarder à aller me coucher. Je n'ai généralement pas très faim après avoir couru et il en va de même ce soir. Je me siffle un verre d'eau et me débarbouille. Sara lit le magazine *People* dans le salon.

Dix minutes plus tard…

Je me dirige vers la chambre de SEAL pour lui souhaiter une bonne nuit et savoir s'il a besoin de quoi que ce soit. Notre relation en est encore à ses débuts et je voudrais être sûr qu'il se sent bien accueilli. Je toque doucement à sa porte trois fois, puis passe ma tête dans l'entrebâillement. Il est assis droit dans son lit, comme s'il savait que j'allais entrer.

« Hé, mec, dis-je, tout va bien ?

– Tu sais quoi, Jesse ? répond SEAL. Non, ça ne va pas bien. J'en ai ma claque de toute cette merde. » SEAL tape du poing sur son matelas. « T'es trop gentil, mec, trop mignon. Va te faire foutre. »

Pardon ?

« Va chercher une chaise. La plus inconfortable que tu puisses trouver. »

Je n'ai aucune idée de ce qu'il veut dire, mais je m'en vais chercher

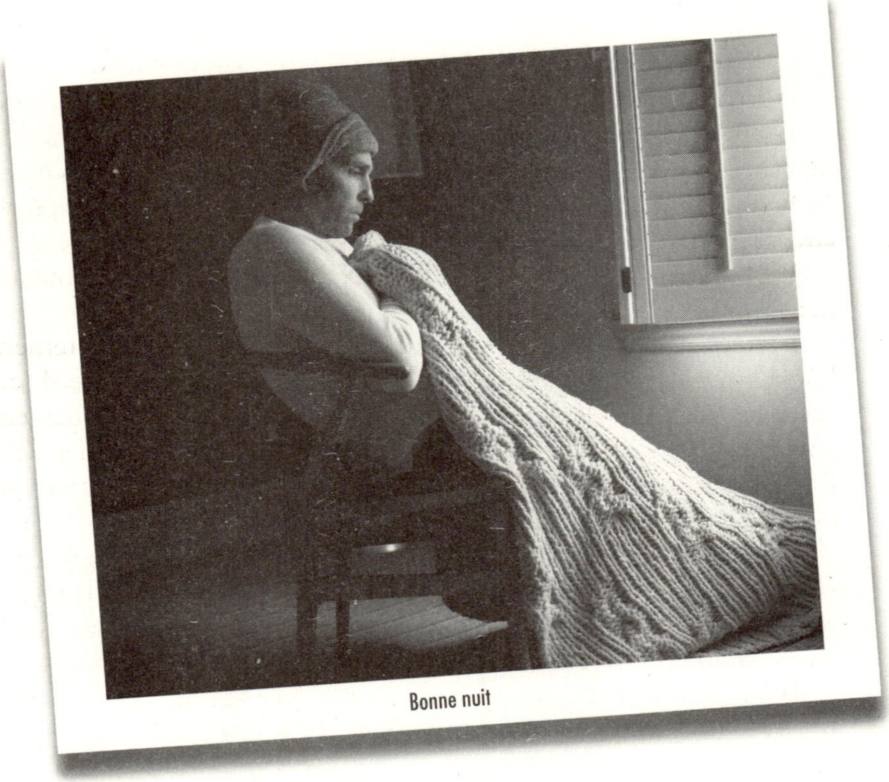

Bonne nuit

une chaise en bois, sans accoudoirs, dans mon bureau et je reviens.

« Comme ça ?

– C'est parfait, répond SEAL. Assieds-toi. »

Je m'assieds sur la chaise.

« Maintenant, trouve-toi une couverture, ordonne-t-il.

– Attendez. Pour faire quoi ? »

Est-ce qu'il croit vraiment que je vais dormir sur UNE CHAISE *?*

« Il faut que tu sortes de ta zone de confort, Jesse, dit-il. Y en a marre de tout ce confort à la noix. Va te faire foutre avec toutes ces conneries de Park Avenue. » Il continue de marmonner dans sa barbe. « Putain de Park Avenue à la mords-moi-le-nœud. »

Cela dit, nous vivons sur Central Park West…

J'attrape néanmoins une couverture et j'essaie de m'installer aussi confortablement que possible sur ma chaise. Chaque fois que je m'étire pour tenter de me mettre dans une position plus allongée, je glisse de la chaise. Sara passe voir ce que je fabrique.

« Hé, chéri, hummm… Qu'est-ce que tu essaies de faire ?

– Ma chérie, SEAL m'a dit que j'avais besoin de sortir de ma zone de confort. Il veut que je dorme sur cette chaise. C'est sans doute un truc qui a à voir avec le mental. » J'essaie de présenter les choses de la manière la plus positive qui soit. J'ai presque l'impression de chercher à me convaincre moi-même que c'est une bonne idée.

« Jess, tu es un père de 42 ans. S'il te plaît, lève-toi et va te coucher dans ton lit. »

Mon épouse sait à quoi je me suis engagé, mais elle lève légèrement les yeux au ciel, l'expression d'un jugement qui se retrouve d'une certaine manière compensé par son sourire. Sara a également conscience que je vais faire tout mon possible pour relever les défis imposés par SEAL. Mais elle était loin de penser que je me verrais obligé de dormir sur une chaise.

La couverture ne m'aide pas beaucoup et la chaise grince à chaque fois que je change de position. Mon épouse secoue la tête et retourne dans notre chambre retrouver nos draps aux zillions de fils tissés (mon épouse aime les draps confortables).

Il est minuit. Extinction des feux.

Total de l'entraînement : Près de 25 kilomètres (un peu plus de 14 kilomètres le matin et 10 kilomètres le soir)

La première rencontre avec Sara

Je ne fais pas tout ça pour les médailles. Je ne fais pas tout ça pour la gloire. Je fais tout ça pour moi.
– SEAL

Sara a vu SEAL pour la première fois avant qu'il ne s'installe chez nous, mais après mon passage sur la côte Ouest afin de lui demander de m'entraîner. J'avais expliqué à ma femme que je comptais participer à la course Badwater – il s'agit d'un ultra-marathon épuisant de 216 kilomètres à travers la Vallée de la Mort, dans le désert de Mojave, par une température de plus de 50 °C (et ça, c'est à l'ombre). Sara avait déclaré que c'était la chose la plus stupide qu'elle eût jamais entendue et avait insisté pour que je participe tout d'abord à cette course en qualité de spectateur afin d'en savoir plus avant de m'inscrire. Bon mari, j'avais accepté. Mais en raison de la nature extrême de cette course et de ses dangers inhérents, elle avait décidé de m'accompagner. Vous savez, histoire de se forger sa propre opinion.

J'avais toujours souhaité prendre part à la Badwater. Elle est considérée comme étant l'une des courses à pied les plus difficiles de toute la planète, et il y a des raisons à cela. Deux cent seize kilomètres. Une température de plus de 50 °C. Sans compter que les 21 derniers kilomètres consistent en une grimpette sur les flancs du mont Whitney. Je savais également que SEAL y participerait.

J'avais le sentiment qu'il me fallait participer à cette course au moins une fois dans ma vie. Il s'agissait du défi ultime tant sur le plan physique que mental et je voulais m'y confronter. J'imagine que je voulais également avoir le plaisir de regarder les autres coureurs droit dans les yeux en affirmant « J'ai fait la Badwater ». Comme je l'ai souligné plus tôt, je cherche à m'améliorer.

Ainsi, pour nos « vacances » d'été en famille, nous nous sommes envolés en juillet pour assister à la course. Comme il n'y a aucun vol direct (d'ailleurs, il n'y a aucun vol tout court) à destination de la Vallée de la Mort, il nous a fallu rejoindre Las Vegas, louer une voiture et rouler plusieurs heures en direction du désert. Le trajet jusqu'à la Vallée de la Mort est long et ennuyeux, en ligne droite à travers le désert. Ce n'était pas un super-plan de vacances pour quelqu'un comme Sara (mais pour ma part, j'étais excité à l'idée d'assister à cette course en spectateur). Nous sommes arrivés sur place juste après que la dernière vague de coureurs s'est élancée sur la ligne de départ. Nous avons continué de rouler sur plus de 30 kilomètres le long de l'itinéraire avant de nous arrêter pour pouvoir encourager les participants.

Il m'est impossible de décrire à quel point il faisait chaud ce jour-là. Quand nous sommes arrivés, le thermomètre de la voiture affichait une température extérieure de 53 °C. Il faisait si chaud que Sara a tout d'abord refusé de sortir de la voiture. Nous nous sommes garés au cinquantième kilomètre du tracé et nous avons tout d'abord regardé les coureurs depuis l'habitacle de notre voiture, avec la climatisation à fond.

Je ne sais pas trop si vous avez déjà assisté à un ultra-marathon, mais le fait est que les compétiteurs forment un drôle d'échantillon de l'espèce humaine. Comme le résuma Sara, « on dirait qu'ils sont allés chercher 90 cinglés dans un asile de fous, qu'ils les ont débarqués d'un bus en plein désert et qu'ils ont sifflé le départ en leur disant de courir pendant deux jours sans s'arrêter ». Elle n'était pas très loin de la vérité. La plupart des coureurs avaient l'air d'être le fruit d'un croisement entre un prof de sciences rachitique et un gardien de chèvres désorienté. Quand nous acclamions les coureurs, ils nous retournaient nos encouragements en nous remerciant ou en nous tapant dans la main. Certains échangeaient même quelques mots. Sara ne pouvait pas en croire ses yeux. Elle s'était attendue à voir des athlètes en super-forme, mais certainement pas des gars ayant l'air de savants fous courant en short.

Soudain, au-dessus de l'horizon, elle a eu l'impression de voir un mirage courir vers nous. C'était comme si la musique du film *Les Chariots de feu* avait commencé à jouer en pleine Vallée de la Mort tandis qu'*il* approchait. Ce mec était une machine. Il regardait droit devant lui, comme si rien n'existait sur son chemin, et il passa devant nous en courant. Ses muscles évoquaient une locomotive à vapeur. Quand il passa devant nous, Sara se mit à sautiller et à hurler « Allez ! Allez ! Allez ! »... Il n'y avait aucun autre coureur à plus d'un kilomètre à la ronde, mais il ne sourcilla même pas. Pas un « merci », pas un sourire, rien.

« Putain de merde », s'exclama-t-elle. « C'était quoi ce truc ? »

Quelques mois plus tard, ce « truc » emménageait chez nous.

Jour 4

Le test d'évaluation physique

Je ne pense pas à hier. Je pense à aujourd'hui
et à la manière de m'améliorer.
– SEAL

New York
-4 °C
0530

Je n'ai pas cessé de m'assoupir et de me réveiller tout au long de la nuit, mais je me suis officiellement réveillé sur ma chaise à 5h30. Je n'ai jamais été aussi heureux de me lever à 5h30 de toute ma vie. Ma nuque me fait un mal de chien. J'ai le dos complètement tordu et les genoux grippés. Je n'ai pas dû cumuler plus de deux heures de sommeil… Maximum. SEAL me retrouve à 5h45. Il donne l'impression d'avoir déjà pris sa douche et d'avoir bu son café en lisant le journal. Peut-être que c'est le cas. Il ne fait aucune allusion à la chaise. Pas un mot.

Maintenant qu'il est là depuis trois jours et que nous avons bâti un « socle », SEAL décide de me mettre à l'épreuve pour savoir où j'en suis sur le plan physique. Nous sommes « tombés d'accord » la veille pour commencer un « test d'évaluation physique » à 0600. « Se mettre d'accord » signifie qu'il m'a juste dit ce que nous allions faire à cette heure-là.

Avant que SEAL ne débarque ici, je n'avais aucune idée de la manière dont on pouvait convertir un horaire militaire en un horaire civil normal (l'échelle de temps sur laquelle le reste du monde fonctionne). Mais je me sens désormais complètement à l'aise dans cet exercice de conversion. Ainsi, à 0545, nous prenons le chemin de la salle de gym pour notre test.

Avant que nous ne débutions, SEAL retire son T-shirt. Il contemple son reflet dans le miroir du gymnase. On dirait presque qu'il fait cela au ralenti. Qu'il vérifie s'il n'a pas ajouté un peu plus de relief à sa musculature façon Hulk au cours de la nuit.

Je le prie de bien vouloir m'excuser, mais je lui explique qu'il est malheureusement interdit de s'afficher torse nu dans le gymnase, que ce sont les règles de l'immeuble, que d'autres résidents nous rejoindront bientôt.

Il réagit comme si je venais de le priver d'un jouet et que je lui avais ordonné d'aller se brosser les dents, comme si j'étais l'auteur de ce règlement. Comme si j'avais décidé de l'emmerder.

« J'ai jamais entendu une connerie pareille, dit-il. C'est une salle de gym. Les salles de gym ont des miroirs.

– Je le sais bien, mais c'est le règlement.

– Eh bien, celui qui l'a rédigé est un gros connard. »

Il remet son T-shirt à contrecœur, puis nous nous dirigeons vers la barre de traction pour ce qu'il a surnommé les « *nickels and dimes*[1] ». Nous faisons 5 tractions (les *nickels*), puis 10 pompes (les *dimes*) « toutes les minutes au début de chaque minute ».

Nous débutons à chaque fois que l'aiguille des secondes se trouve sur le 12. Si nous finissons en 40 secondes, nous bénéficions alors de 20 secondes de repos. Nous faisons cela pendant 10 minutes (50 tractions et 100 pompes). Cependant, quand nous en arrivons à 4 minutes, je dois abaisser mon objectif de tractions à trois par minute. Je n'arrive pas à garder le rythme. Je suis peut-être un coureur, mais là c'est une autre paire de manches. J'imagine que la plupart des hommes de 43 ans n'arrivent pas à faire 8 tractions, sans parler de 50.

SEAL ne dit rien. Il sort simplement son petit carnet d'entraînement et griffonne quelque chose à l'intérieur.

Je commence déjà à avoir des crampes et à lutter. Les tractions, c'est vraiment pas mon truc. En plus, celles que j'ai faites il y a déjà trois jours me font toujours mal aux bras.

SEAL annonce : « OK, maintenant, on commence.

– Pardon ? »

On se dirige vers le tapis de course. SEAL me tend deux haltères hexagonales de 9 kg chacune avant de régler l'inclinaison du tapis. Pente : 8 %. Vitesse : 6,5 km/heure. Il appuie sur le bouton démarrage. Je cours ainsi pendant 8 minutes. Cela ressemble à l'ascension d'une petite colline en marche rapide avec des valises dans les mains. Mais ensuite, à chaque minute qui passe, SEAL augmente la pente d'un point. Quand nous parvenons à une pente

1. « Les pièces jaunes ».

de 10 %, j'ai l'impression de gravir une colline en portant deux caravanes à bout de bras ; avec une pente de 15 %, c'est comme si j'escaladais une montagne en portant deux minivans ! À la fin de l'exercice, j'ai l'impression que mes omoplates ont pris feu et que mes cuisses sont en bois. Mes poumons ont un tel besoin d'oxygénation que j'ai peur qu'ils finissent par exploser dans ma cage thoracique.

SEAL sort son petit calepin et note tout cela.

En réalité, je lui recommande d'inscrire un seul mot en gras : MISÉRABLE.

Nous nous dirigeons ensuite vers la caisse de saut, la box jump. Elle fait 60 centimètres de haut. Il me chronomètre pour savoir combien de temps cela me prend de faire cinquante sauts : une minute et 57 secondes.

SEAL sort à nouveau son petit carnet et en prend bonne note.

Nous quittons ensuite la salle de gym pour aller courir dehors sur 10 kilomètres. Cela me prend une heure. Je suis au bout de ma vie. *Misérable*.

SEAL reprend son petit carnet et le note.

Ce qui est étonnant, c'est que SEAL non seulement effectue chacun des exercices avec moi, mais suit son propre entraînement en parallèle. C'est comme si tous ces exercices qui m'assomment complètement étaient loin d'être suffisants pour lui. Tous les exercices que j'accomplis sont l'équivalent pour lui de quelques sautillements dans le cadre d'un échauffement.

Cela ne fait que quelques jours que nous sommes ensemble et je n'ai encore jamais vu SEAL soulever des poids, mais il est toujours en train de faire des pompes. C'est comme si les pompes étaient son seul loisir, ou comme s'il s'agissait de son travail à plein temps. Ou, mieux encore, c'est à la fois son loisir et son boulot. Chaque fois que je me rends dans notre cuisine, je le surprends en train de faire des pompes dans sa chambre ou dans le couloir. Il est toujours en position, à descendre ou à monter. Et ça peut le prendre à n'importe quel moment ; ce mec peut se plaquer au sol sans le moindre préavis pour en enchaîner une vingtaine – au boulot, dans une entrée, aux toilettes… N'importe où et n'importe quand. Ce n'est pas normal.

Aujourd'hui, par exemple, quand le portier est monté jusqu'à mon appartement pour déposer quelques colis que j'avais commandés, SEAL lui a ouvert la porte et l'a accueilli. Tout en déposant les paquets le long du mur, le portier a tenté d'engager la conversation.

« Tout va bien ? », a demandé le portier.

Plutôt que de répondre et tenir une conversation normale, SEAL s'est laissé tomber au sol et a commencé à faire une série de pompes en accéléré.

« Hé, mec, laisse tout ça contre le mur. C'est sympa », a-t-il répondu en poussant sur ses bras, encore, encore et encore.

Total de l'entraînement : 10 kilomètres, 15 minutes de test de tapis de course, 50 box jumps, 36 tractions et 100 pompes

Jour 5
Moyen d'exfiltration

Ça n'a pas besoin d'être drôle. Ça doit être efficace.
– SEAL

New York
-7 °C
0800

Je suis installé dans le canapé, occupé à lire le *New York Post*. La porte de l'appartement s'ouvre. C'est SEAL. Il revient de promenade.

« Putain, c'est incroyable ! »

SEAL tient dans les bras un sac à dos motif camouflage d'une vingtaine de kilos ainsi que quatre pagaies.

« Ça va servir à quoi, tout ça ? », dis-je en reposant mon journal et en me redressant sur le canapé.

« C'est ton moyen d'exfiltration pour quitter Manhattan, répond-il. À l'intérieur de ce sac à dos, il y a un canot gonflable capable de transporter un chargement maximum de 200 kg. Il suffit de tirer sur cette corde et il se gonflera instantanément. » Il me montre la corde. « Toi, Sara et Lazer, vous pourrez tous tenir confortablement dedans et pagayer jusqu'au New Jersey.

– Formidable ! je réponds.

– Mec, ce truc déchire, dit-il. Il dépasse à peine de l'eau et est impossible à voir de nuit. On peut y fixer un moteur. Si tu programmes bien ton exfiltration, tu pourrais te tirer de Dodge City sans être repéré. Pouf ! »

C'est la première fois que je vois SEAL aussi agité depuis qu'il est arrivé ici.

« Mais pourquoi voudrions-nous nous échapper ? je demande.

– Dans l'éventualité où un 11-Septembre se produirait à nouveau. Il n'y aura qu'un seul moyen de se barrer – le fleuve. La ville aura fermé tous ses ponts, tous ses tunnels et tous les autres points d'accès. Comment crois-tu pouvoir te barrer autrement ? Ça serait quoi ton plan ?

– Un plan ? Mais je n'ai pas de plan.

– Eh bien, maintenant, tu en as un. Tu vas pagayer pagayer pagayer à bord de ton canot jusqu'à avoir foutu le camp d'ici. »

Ça se tient.

Alors que SEAL et moi admirons le sac à dos de 20 kg et les quatre pagaies, Sara entre à son tour dans l'appartement.

Mon épouse baisse les yeux vers le sac à dos avant de relever la tête pour nous fixer. Elle a l'air elle aussi un peu confuse.

« Ma chérie, SEAL nous a trouvé un sac à dos qui se transforme en canot gonflable au cas où nous aurions besoin de fuir la ville, dis-je.

– Un canot gonflable ? Mais nous vivons dans un appartement, au 37e étage d'un immeuble à Manhattan.

– Oui, mais SEAL dit que les ponts et les tunnels sont fermés en cas d'urgence. C'est le protocole. Un canot est la seule porte de sortie. Il suffira de le transporter jusqu'à l'Hudson et de le gonfler. Ensuite, nous pagayerons jusqu'au New Jersey.

– Super, mon amour, répond-elle tout en déposant le courrier sur le plan de travail de la cuisine.

– C'est tout ? Juste "Super, mon amour", rien à ajouter ?

– Eh bien, pour être sûre d'avoir bien compris… Je suis censée prendre mon fils sous le bras, passer un sac à dos de 20 kg sur l'épaule, porter quatre pagaies, marcher sur près de 2 kilomètres jusqu'au fleuve, gonfler ce truc et pagayer jusqu'au New Jersey ? Tout cela au beau milieu d'une crise nationale ? »

Un ange passe dans la pièce.

Puis d'autres anges encore.

Sara intervient à nouveau pour ajouter : « De toute manière, je ne suis même pas sûre de pouvoir soulever ce truc.

– Nan, ça posera pas de problème », répond SEAL avant d'attraper le sac et de le poser sur le dos de Sara.

Elle tombe aussitôt en arrière.

Je me dis en moi-même qu'elle n'a pas forcément tort.

Finalement, SEAL coupe court à toute conversation. Il a eu du mal à se contenir et il retenait ses mots jusque-là, mais soudain il n'en peut plus et il se lâche. « Sara, ne sous-estimez JAMAIS le pouvoir de l'adrénaline ! », lui assène-t-il.

Alors, nous rangeons le sac à dos derrière le comptoir de cuisine.

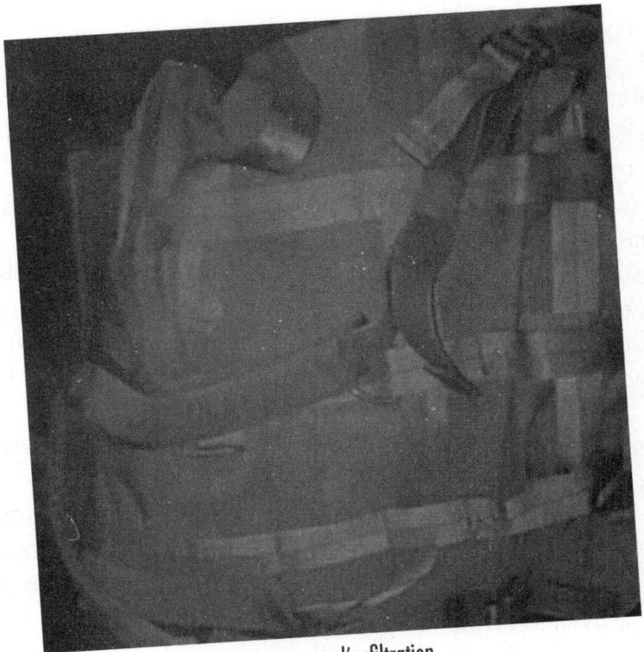

Mon moyen d'exfiltration

Quatre heures plus tard…

« Allez, ramène-toi, on va faire l'entraînement des 100. »

SEAL m'explique en quoi cela consiste, et je réalise qu'il aurait besoin d'une remise à niveau en mathématiques… On dirait plutôt l'entraînement des 500.

Nous sautons dans l'ascenseur et descendons jusqu'à la salle de gym. Trois personnes s'y entraînent déjà. Bien que la salle de gym soit parfaitement opérationnelle et blindée en matière d'équipements, il est rare d'y voir plus d'une poignée de résidents s'y entraîner en même temps.

Il y a là un gars aux cheveux blonds qui a l'air de prendre la musculation très au sérieux.

SEAL le regarde, puis reporte son regard sur moi.

« Mais bordel, qu'est-ce que Billy Idol fabrique ici ? demande SEAL.

– Lui, c'est Sting, je chuchote. Il vit dans l'immeuble. »

Nous faisons cent développés-couchés avec des haltères hexagonales (2 séries), sans une minute de repos, en commençant avec des haltères de 14 kg pour finir avec des haltères de seulement 9 kg. Total : 200.

Ensuite, 100 tirages poitrine à poulie haute (2 séries). 35 kg. Total : 200.

Puis 100 développés épaules (assis). Total : 100.

Comme je le disais, ça fait 500, pas 100.

En bonus : 2 séries de triceps extension poulie haute et 2 séries de biceps curl haltères.

Il est temps de partir. Nous nous dirigeons vers la sortie.

« Eh bien, ça n'avait pas l'air très marrant », commente Sting.

19 heures

Nous sommes samedi soir et la plupart des gens que je connais regardent un match de football universitaire à la télévision. Pas nous, car apparemment SEAL a un ami – quelqu'un qu'il a rencontré dans la salle de gym hier. Ils ont dû devenir très proches car ce type a laissé SEAL lui emprunter son gilet lesté de 23 kg. SEAL me le tend.

« Enfile-le. »

Je l'attrape et passe un bras dedans avant de le laisser tomber sur mon dos, puis je passe l'autre bras et le ferme. Ma première réaction consiste à penser : *C'est vraiment lourd.* Mais genre, *vraiment* lourd. C'est comme si je portais une grosse valise sur mon dos.

Nous faisons 15 séries de 10 pompes, avec 30 secondes de pause entre deux séries.

Total : 150.

Cela me prend 22 minutes.

Il n'a fallu que 15 minutes à SEAL pour faire la même chose.

« Ce n'est pas pour les branleurs », lance SEAL.

En effet, ça ne l'est pas. D'ailleurs, c'est si difficile que même

SEAL ne peut pas achever les 10 séries sans poser les genoux à terre au terme de la sixième série. Et pourtant, il s'évertue à répéter : « C'est génial. »

Ça n'a rien de génial. C'est de la brutalité à l'état pur.

J'ai découvert que SEAL avait autrefois participé à une course où vous pouviez choisir de courir pendant 24 ou 48 heures. Horreur : SEAL avait signé pour la version 48 heures. À l'issue de la 23e heure, il avait déjà couru 208 kilomètres, mais il s'était également déchiré un adducteur. Il avait demandé aux organisateurs s'ils pouvaient le reléguer dans la course version 24 heures. Quand on lui avait indiqué que ça n'était pas possible, il avait simplement répondu par un « Bien pris » puis s'était procuré un rouleau de bande adhésive et s'était bandé le quadriceps avec. Il avait marché (boité) avec un adducteur déchiré sur les 24 dernières heures afin d'achever sa course et de compléter le chrono de 48 heures.

« Quand vous croyez être au bout, vous n'êtes qu'à 40 % de ce que votre corps est capable de fournir. Ce n'est qu'une limite que nous nous imposons nous-mêmes. »

Total de l'entraînement : 500 exercices de musculation (développés couchés, tirages poitrine à poulie haute, développés épaules, triceps extension poulie haute) et 150 pompes

Señoras de la Limpieza

Je n'ai pas besoin d'avoir de nouveaux amis.
Je préfère rester mince et fin.
– SEAL

Nous avons deux femmes de ménage qui viennent à l'appartement deux fois par semaine. Elles ne parlent pas un mot d'anglais, et je ne parle pas un mot d'espagnol. Je dois donc avoir recours à des accessoires ou à des dessins pour communiquer. Si je veux qu'elles passent l'aspirateur, je vais chercher un magazine et leur montre une photo d'aspirateur. Si je veux qu'elles fassent les vitres, je leur montre une photo de Windex tout en désignant les vitres.

Je conserve une pile de magazines *US Weekly* à proximité dans le seul but de communiquer avec elles. Je ne cesse de leur désigner des trucs et de leur montrer des photos pour leur expliquer ce qu'elles doivent faire. C'est comme une combinaison entre langue des signes et charades. Ça tourne parfois au défi.

Mais quand SEAL est entré dans leur monde, il m'a été impossible de leur expliquer qui il était. Qu'aurais-je pu faire ? Leur montrer une photo de Russell Crowe dans *Gladiateur* ? Ou de Stallone dans *Rambo* ? Mais, comme j'ai fini par le découvrir, certaines choses n'ont pas besoin d'être expliquées. Ces deux femmes ont tout de suite été obsédées par sa personne. Je veux dire par là que SEAL est plutôt bien foutu. L'ai-je déjà mentionné ? Et il adore se promener torse nu. Il aime vraiment ça. En fait, je commence même à remarquer que de nombreuses amies de Sara passent la voir le soir sans véritable raison. J'imagine qu'elles veulent juste reluquer SEAL.

Depuis qu'il a emménagé chez nous, les femmes de ménage semblent avoir besoin d'une heure ou deux de plus pour finir leur ménage. Elles passent également beaucoup de temps dans sa chambre, bien que ce gars soit impeccable. Sa chambre n'a pas besoin d'être nettoyée – *jamais* ! Son lit est fait au carré, au point que vous pourriez jeter une pièce sur ses draps et que celle-ci rebondirait instantanément. Toutes ses affaires sont rangées. Sa chambre est aussi nickel que pourrait l'être celle de jeunes recrues après une inspection de chambrée. Mais les femmes de ménage ne cessent d'y traîner quand SEAL est dans les parages, discutant et gloussant entre elles en espagnol.

De son côté, SEAL les ignore complètement. Il ne fait pas montre d'impolitesse à leur égard, mais il donne plutôt l'impression de les évaluer en silence – et il ne leur accorde aucune confiance.

Hier, il a commandé quelque chose qui a été livré par Federal Express à l'appartement, et c'est une des femmes de ménage qui a réceptionné le colis. Ça l'a fait flipper – il s'en est ouvert à moi, pas à elles.

« C'est une violation des règles de sécurité », m'a-t-il confié.

Une violation des règles de sécurité ?

« L'intégrité du colis a été compromise. »

Il a poursuivi en me faisant un sermon sur ma naïveté en ce qui concernait l'insubordination des personnes travaillant pour mon compte. La seule chose qu'il affirmait au sujet de ces personnes, c'est qu'elles devaient être virées. SEAL est persuadé qu'aucune personne travaillant pour la famille Itzler n'est suffisamment impliquée ou ne fait son travail correctement. Il se méfie vraiment de tous ceux qu'il croise, à l'exception de Sara, Lazer et moi. À en croire SEAL, quand mon chauffeur Smith se présente avec une minute de retard, c'est parce qu'il n'a pas suffisamment bien étudié l'itinéraire. Pour peu qu'il y ait eu un embouteillage en raison d'un accident, Smith aurait dû être capable de l'anticiper.

En y réfléchissant avec du recul, je ne suis pas certain que SEAL ait eu tort. Il a appris que si vous avez un boulot, vous devez le faire à 120 %. De mon côté, j'ai toujours travaillé en considérant que si quelqu'un sous mes ordres arrivait à fournir 80 % des efforts que je fournis moi-même, c'était déjà pas mal. SEAL, lui, m'enseigne que nous pouvons tous faire beaucoup plus.

Jour 6

Ce foutu doigt

Ce n'est vraiment pas si compliqué que ça.
– SEAL

New York
-2 °C
0400

Il est 4 heures du matin. J'entends quelqu'un faire du bruit et marmonner dans le salon. Du bruit… des grognements… du bruit… des grognements… Bien que je sois à moitié endormi, je décide d'aller voir ce qu'il se passe.

En arrivant dans le salon, je découvre SEAL installé sur le canapé, la télécommande à la main. « La télécommande à la main » n'est pas vraiment l'expression qui convient. Il donne plutôt l'impression de vouloir la fracasser contre l'accoudoir du canapé comme si cela pouvait permettre d'allumer la télévision.

« Cette connerie, marmonne-t-il, est vraiment trop compliquée. Il y a trop de boutons. Ça me rend dingue. »

SEAL a l'air de pouvoir imploser d'une minute à l'autre. Il fronce les sourcils et semble prêt à passer à l'attaque. Pour l'instant, il s'en prend seulement à la télécommande, mais comme je suis l'être humain le plus proche de lui, je ne manque pas de m'inquiéter légèrement.

Je lui retire donc immédiatement la télécommande des mains, appuie sur le bouton MARCHE, puis sélectionne CÂBLE 1. Je branche ESPN et redonne la télécommande à SEAL.

« Servez-vous juste du bouton volume et du bouton de changement de chaîne. Pas besoin d'éteindre la télé. Je l'éteindrai moi-même dans la matinée. »

Maintenant que SEAL regarde une émission de football, ses sourcils ont repris une forme normale.

Je retourne me coucher.

0600

J'entends la porte de ma chambre s'ouvrir lentement. Ce n'est pas agréable à dire, mais la chose est plutôt énervante car mon épouse est couchée dans le lit à mes côtés alors que je sens maintenant une présence étrangère près de nous. Quelqu'un me tapote l'épaule.

J'ouvre à moitié les yeux et j'ai la vision d'un long doigt brun sur mon épaule. Je me retourne sur le côté. Mon épouse dort à poings fermés. Sans compter que le doigt que j'ai cru voir ne ressemble en rien à l'un de ses doigts.

J'ignore ce doigt. Je dois être en train de rêver.

Dix secondes plus tard, je sens à nouveau qu'on me tapote l'épaule. J'espère qu'il s'agit de mon épouse, mais ce doigt ne lui appartient toujours pas. Il continue de me tapoter l'épaule. Dans l'autre main, il y a une télécommande.

Je fais mine de ne rien voir.

Vingt secondes plus tard, je sens un souffle chaud me murmurer quelque chose à l'oreille d'une voix monocorde. J'imagine que l'astuce consistant à faire du ramdam dans le couloir n'a pas suffi.

« Lève-toi, enfoiré », chuchote SEAL.

Je me lève. Sara, qui dort profondément, ne bouge pas d'un poil à côté de moi.

SEAL m'annonce que nous allons courir dix autres kilomètres dans Central Park ce matin. Il s'agira de notre dernier « échauffement ». Après quoi nous pourrons commencer.

Commencer ? Je croyais que nous avions déjà commencé il y a plusieurs jours.

Je pars dans le salon et j'éteins la télévision.

C'est à Central Park que nous effectuons la plupart de nos entraînements. Park Drive représente une boucle de 10 kilomètres au cœur de Manhattan. Dans les années 1970, avant qu'un nouveau tracé ne traverse les cinq quartiers de la ville, le marathon de New York se déroulait d'ailleurs sur cette boucle de Central Park, que les marathoniens devaient parcourir à quatre reprises. J'ai moi-même couru dessus à des centaines de reprises depuis que j'ai emménagé à Manhattan car il constitue un formidable terrain d'entraînement avec ses collines douces, le peu de voitures qui y circulent le matin (ce qui est sans doute décevant pour SEAL) et les nombreux autres coureurs ou cyclistes qui le fréquentent et avec lesquels on peut échanger.

Il fait froid aujourd'hui en raison du vent, mais on se réchauffe rapidement dès que l'on commence à courir. En respirant, nous exhalons des nuages blancs. Rien d'autre ne sort de la bouche de SEAL. Il n'émet pas un seul son. Il court à la manière d'un sous-marin furtif. En silence. De manière létale. Cela me ferait presque penser à une blague de CM2 au sujet d'un mec qui pète.

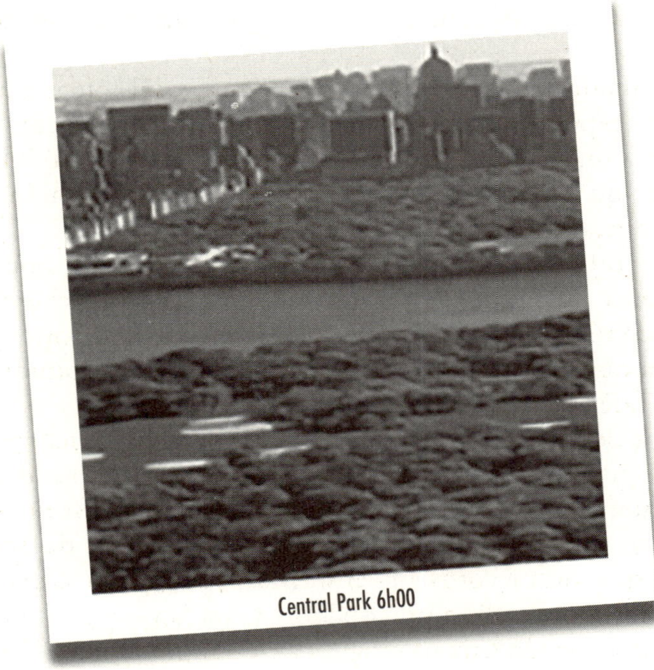

Central Park 6h00

Nous effectuons les cinq premiers kilomètres à la vitesse de 10 km/h. Puis les trois suivants à la vitesse de 12 km/h. Et les deux derniers à la vitesse de 14 km/h. Mon fils dort encore quand nous rentrons à l'appartement. Il en va de même pour mon épouse. Elle ne sait même pas qu'un doigt est venu me tapoter l'épaule dans le lit plus tôt ce matin.

Je suis revenu trempé de sueur à la suite de mes joggings matinaux des deux derniers jours. Vraiment trempé. Ma routine est simple : je prends une douche, je mange une salade de fruits et quelques bananes, puis je pars travailler.

Je ne mange que des fruits jusqu'à midi. Je suis ce régime depuis que j'ai lu en 1992 *Fit for Life* de Harvey Diamond. Depuis vingt-cinq ans, je ne mange que des fruits jusqu'à midi.

Harvey Diamond est une autre de ces personnes « intéressantes » que j'ai appelées au débotté pour devenir mon ami. Son histoire est fascinante. Harvey a été exposé à l'agent orange – sans aucun doute la molécule de synthèse la plus toxique jamais créée par l'homme – durant la guerre du Vietnam. L'agent orange a été reconnu comme étant la cause de différents cancers, lymphomes et autres maladies chroniques.

Pour autant que je le sache, Harvey est le seul soldat américain à avoir été exposé à cet agent chimique létal et à être encore vivant. Il le doit à une philosophie et à un style de vie baptisé « hygiène naturelle » qu'il a décrit dans son ouvrage *Fit for Life*. J'ai lu ce livre à trois reprises et il a complètement changé ma vie.

Alors, un jour, j'ai décidé d'appeler Harvey pour faire connaissance. Comme je l'ai fait avec SEAL. J'ai cherché son numéro de téléphone, je l'ai composé et je l'ai eu au bout du fil. Il a coché la case « oui » pour devenir mon ami et nous sommes restés des amis fidèles depuis.

Il s'agit de l'une des autres personnalités qui interviennent dans ma vie et que mon épouse tolère. Chaque fois que nous discutons au téléphone, il termine la conversation par « Des fruits jusqu'à midi, mon ami ». L'un des préceptes sous-jacents de son livre souligne que notre corps dépense plus d'énergie à digérer qu'à assurer n'importe quelle autre fonction. C'est la raison pour laquelle nous sommes généralement fatigués après un bon repas. Ceci étant dit, un Américain moyen consomme 70 tonnes de nourriture au cours de sa vie. Vous pouvez imaginer combien il peut être difficile pour le corps humain d'ingérer et de digérer toute cette nourriture. Plus nous digérons de manière efficace, moins nous compliquons le processus de digestion, et plus nous disposons d'énergie pour toutes les autres fonctions de notre corps.

Selon *Fit for Life*, les fruits représentent une nourriture idéale car, en plus d'être délicieux, ils sont extrêmement faciles à digérer. En réalité, il s'agit du seul aliment qui saute l'étape de l'estomac pour être absorbé directement par l'intestin grêle. Les fruits libèrent tous leurs nutriments et bienfaits sans consommer beaucoup – voire pas du tout – d'énergie, ce qui la rend disponible pour d'autres tâches. Aussi longtemps que vous pouvez consommer des fruits sur un estomac vide, vous en tirez des bénéfices surprenants.

Selon Diamond, il n'y a pas besoin de chercher plus loin que dans le monde animal pour constater l'évidence de ce raisonnement. Les animaux les plus forts au monde s'épanouissent grâce à leur régime de fruits et de plantes. Le gorille à dos argenté, par exemple, est trente fois plus fort que l'homme alors qu'il ne fait que trois fois sa taille. Son ADN est à 99 % semblable à celui de l'humain et, en dehors du chimpanzé, il constitue l'espèce la plus proche de la nôtre. Comment font ces gorilles pour être aussi forts ? Ah oui, ils ont un régime principalement basé sur les fruits et les feuilles. Les gorilles à dos argenté ne mangent pas de sandwichs à la dinde, ni de chips, et ils ne vont pas chez McDonald's. Tout ça me paraît logique.

Après avoir lu ce livre en 1992, j'ai décidé d'essayer le concept et de me l'appliquer à moi-même. J'ai tout d'abord religieusement suivi un régime à base de fruits jusqu'à midi tous les jours pendant dix jours. À partir de midi, je m'en tenais à des choses simples – pas de friture, pas de produit laitier, pas de viande. Au cours de cette période, je me suis réellement senti déborder d'énergie et je n'ai jamais eu aucun problème de digestion. Je me suis senti si bien durant cette période d'essai de dix jours qu'elle s'est transformée en une routine de plus de vingt ans. Peu importe si je dois prendre le départ d'un marathon le matin : je ne change rien à mon régime. Uniquement des fruits jusqu'à midi !

13 heures

Quarante-cinq minutes après mon arrivée au bureau ce matin, SEAL est arrivé à son tour alors que j'étais assis devant mon ordinateur. Vers midi, j'ai commandé chez Josie's une assiette de saumon accompagnée de quelques légumes, et j'ai tout dévoré tel un lutteur qui aurait tout juste achevé sa pesée. Cela fait maintenant près d'une heure que j'ai déjeuné. L'équipe marketing de Zico vient de présenter de nouvelles propositions de packaging et nous sommes en train de discuter des différentes options. SEAL est assis dans mon bureau, immobile. En tout cas, jusqu'à ce qu'il bondisse soudain de sa chaise.

« Test de burpees[1], enfoiré ! aboie-t-il.

1. Exercice de musculation et d'aérobic sollicitant l'ensemble du corps.

– Pardon ?
– Test de burpees, enfoiré. Pourquoi je dois répéter sans arrêt ?
– Je ne suis pas sûr d'avoir bien compris ce que vous vouliez.
– Mec, tu sais ce que c'est qu'un burpee, pas vrai ? »

C'est plus une affirmation qu'une question.

« Oui, je sais ce que c'est qu'un burpee.
– Et tu comprends le sens du mot test, pas vrai ?
– Oui, je comprends le sens du mot test.
– Eh bien, enfoiré, on va faire un test de burpees ! »

SEAL m'indique qu'il veut chronométrer le temps qu'il me faudra pour enchaîner 100 burpees. « C'est un test d'évaluation physique », dit-il, en précisant qu'il s'agit bien sûr de burpees devant s'achever par des pompes. Il m'explique qu'un temps de 10 minutes sera considéré comme correct, que 11 minutes sera considéré comme passable, mais qu'au-delà de 13 minutes, ce sera inacceptable.

« En fait, si tu ne passes pas sous la barre des 13 minutes, il faudra recommencer », dit-il.

Eh bien, je ne suis pas vraiment bon en burpees, et le simple fait d'en effectuer une quinzaine me semble être l'équivalent d'une séance de torture.

SEAL dégrafe son bracelet-montre et appuie sur le bouton du chronomètre.

BIP !

« Attendez, il faut que je me change.
– Trop tard, enfoiré, le chrono a déjà commencé. »

Je me jette immédiatement au sol en position de planche, effectue une pompe, ramène mes genoux à ma poitrine, puis réalise un squat sauté pour me propulser du sol. Un burpee.

J'arrive à en faire 10 en 55 secondes. Je tiens la cadence. Le problème, c'est que je sue déjà à grosses gouttes dans ma tenue de travail. Je suis en tenue de travail *parce que*… je suis au travail. En plus, il faut que je reste présentable pour mes rendez-vous de la journée. Je ne tiens pas à ce que mes vêtements soient trempés de sueur.

Alors, j'utilise, ou je gaspille – tout dépend de la manière dont on voit les choses – les 10 secondes suivantes à retirer ma chemise, mes chaussures et mes chaussettes. Et finalement mon pantalon. Je me retrouve en caleçon dans mon bureau. Onze, douze, treize… Je continue.

Les aiguilles tournent et je parviens à en faire 50 en 5 minutes et 30 secondes. Mon rythme commence à ralentir, mais je suis toujours bien classé pour finir dans la case « passable ». Je sens des gouttelettes de sueur ruisseler sur mon visage et dans mon dos.

La porte s'ouvre.

Mais je n'entrevois que l'arrière de sa tête alors que sa chevelure blonde se hâte de rebrousser chemin.

Il s'agit de Jennifer Kish, mon assistante. Elle est repartie avant même que j'aie pu lui expliquer quoi que ce soit. J'aurais voulu hurler « Test de burpees, enfoirée ! », mais la porte s'est déjà refermée derrière elle. Je me demande ce qu'elle peut bien penser.

Je continue.

Quand j'en arrive à 60 burpees, je décide de décomposer les 40 derniers en séries de 10. Dix burpees, puis une pause de 10 à 15 secondes.

Onze minutes, quarante-cinq secondes. C'est fini.

Je récupère un vieux T-shirt qui traînait dans mon bureau et je m'en sers pour m'éponger. Je suis trempé. Il me faut une vingtaine de minutes pour arrêter de transpirer, alors même que j'ai l'impression d'avoir les cuisses *cassées*. Je jette le vieux T-shirt mouillé dans la poubelle près de mon bureau et me rhabille.

Je me rassois à mon bureau, devant mon ordinateur, et contemple les choix de couleur qui s'offrent à nous pour le packaging. J'ai les jambes qui tremblent sous le bureau. Je me remets au travail et j'esquisse un sourire en songeant : *Test de burpees, enfoiré !*

Je travaille neuf heures de plus sans discontinuer.

22 heures

Je rentre du travail à 22 heures accompagné de SEAL. La journée a été plutôt longue. Nous n'avons cessé de travailler sur Zico avec l'équipe de design et je suis épuisé. Bien que nous ayons bien avancé sur le packaging du produit, nous avons surtout pour responsabilité de susciter de l'intérêt pour la marque. Chaque jour, nous nous demandons comment nous allons pouvoir générer du buzz et une attente pour nos produits. Mais générer du buzz m'a pris beaucoup d'énergie aujourd'hui. Je n'aspire à rien d'autre qu'à me poser devant la télévision. Peut-être regarder la fin du match de l'équipe de basket des Knicks de New York et manger végétarien. Je m'affale dans le canapé et cherche la télécommande. SEAL est resté avec moi toute la journée au bureau et il a pu constater combien mon planning était chargé. Le seul moment où je me suis retrouvé vraiment seul, c'est quand je suis allé aux toilettes. Ce furent les cinq meilleures minutes de toute ma journée. Je suis épuisé, alors je ne compte faire aucune allusion à un éventuel entraînement s'il n'en parle pas lui-même, d'autant plus que nous avons déjà couru 10 kilomètres aujourd'hui et que j'ai fait 100 burpees. Je chope la télécommande et j'allume la télévision.

SEAL ne regarde pas beaucoup la télévision. J'ai plutôt l'impression qu'il me regarde quand je regarde la télévision. C'est un sentiment très inconfortable. Et ça ne me donne pas du tout envie de regarder la télévision.

« T'es un fan des Knicks ? me demande-t-il.

– Je l'ai toujours été.

– Tu assistes parfois aux matchs ?

– Parfois, oui », je réponds. J'ai d'ailleurs eu un abonnement pendant des années. « J'ai même composé leur chanson il y a un bout de temps de cela.

– Leur chanson ?

– Oui, un morceau de rap, un genre d'hymne », je réponds avant de commencer à le chantonner : « *Go New York, Go New York, Go…* Vous l'avez déjà entendu ?

– C'est tout ?

– Comment ça, c'est tout ?

– C'est le morceau en entier ?

– Non, ce n'est que le refrain, il y a des couplets aussi, mais le refrain revient en boucle, vous comprenez ?

– Ça ne m'a pas l'air bien compliqué.

– Je ne sais pas trop si c'est simple ou compliqué, mais je sais que ça a bien fonctionné », je réponds.

*

J'étais un jeune artiste-compositeur de 23 ans qui avait signé avec un label indépendant du nom de Delicious Vinyl quand j'ai composé *Go New York Go* en 1993. J'avais réussi à convaincre l'équipe dirigeante des Knicks qu'ils avaient besoin d'un nouvel hymne et que je pourrais convaincre Spike Lee et d'autres célébrités de participer au vidéoclip si nous faisions les choses correctement. Ils m'ont donné ma chance. *Go New York Go* est devenu l'hymne des Knicks et la chanson la plus diffusée à la radio lors des matchs éliminatoires du championnat de NBA 1993-1994. Les paroles ont par la suite été cédées sous forme de licence à Budweiser, à Foot Locker et à d'autres marques célèbres. J'avais le sentiment d'être enfin *arrivé*. C'était un *gros coup*.

Enfin, pas si gros que ça. Les Knicks m'avaient payé 4 000 dollars pour composer la chanson. Après avoir moi-même financé le studio d'enregistrement, l'ingénieur du son, le producteur et les musiciens, j'avais dû faire un bénéfice net d'environ 300 dollars, ce qui n'est pas grand-chose. Mais c'était important à mes yeux. Chaque fois que j'ai rencontré le succès dans ma vie, ça a été dans des circonstances où je ne courais pas après l'argent, mais où je faisais les choses par passion. Et en ce qui concerne la musique, je n'en ai jamais fait pour l'argent.

Mais tout n'est pas arrivé du jour au lendemain, comme si je m'étais réveillé un beau jour en me disant que j'allais écrire et composer un morceau de hip-hop pour l'équipe de basket de New York. Tout avait commencé bien plus tôt.

Après avoir été diplômé de l'American University, mon plan A était de signer avec une maison de disques et de passer sur MTV. Rien que ça. Je n'avais aucun plan B. Je n'avais aucun objectif financier. Je voulais juste passer sur MTV.

Signer avec une maison de disques est l'une des choses les plus difficiles à faire. La seule probabilité de rencontrer la bonne personne est extrêmement faible, et la probabilité de signer – eh bien, elle est simplement infinitésimale. Qui plus est, si vous ne connaissez pas un super-avocat et si vous n'avez aucune relation dans le milieu, vos chances deviennent… ridiculement infinitésimales. Je n'avais ni l'un ni l'autre.

En 1988, l'émission *Yo ! MTV Raps* a été créée sur MTV. Ce programme était au rap ce que Jackie Robinson[1] avait été au baseball – il brisait toutes sortes de barrières et ancrait pour la première fois la musique rap dans un univers culturel. Et pourtant, au cours des années 1990, vous pouviez toujours compter sur les doigts d'une main d'Ice Cube le nombre d'artistes blancs faisant du hip-hop et

1. Premier joueur afro-américain à avoir intégré les Ligues majeures de baseball.

étant reconnus au sein de cette communauté artistique. Les Beastie Boys se trouvaient au sommet de cette liste avec les 3rd Bass. Je ne sais pas s'il s'agissait d'une grande naïveté ou d'une véritable détermination de ma part – sans doute un peu des deux – mais en dépit des très faibles probabilités auxquelles j'étais confronté, je savais ce que j'allais accomplir. J'allais me retrouver dans l'émission *Yo ! MTV Raps*.

Quelques semaines après que la musique *Pomp and Circumstance* eut été jouée à ma cérémonie de remise de diplôme universitaire, j'ai reçu un coup de fil d'un ami de la fac qui avait déménagé à Los Angeles pour être assistant de production sur un film ayant pour titre *Le Bûcher des vanités*. Désormais installé en Californie, il me proposait de le rejoindre à Los Angeles pour visiter le plateau du film (et faire connaissance… avec quelques filles).

N'ayant jamais mis les pieds en Californie, j'ai sauté sur l'occasion et pris un avion pour la côte Ouest.

À l'époque, il y avait un nouveau label indépendant très tendance, Delicious Vinyl, dont les bureaux étaient situés sur Sunset Boulevard. Delicious était un label de hip-hop ayant à son catalogue deux des artistes les plus en vue et les plus écoutés à la radio : Tone-Loc et Young MC. La chanson de Loc *Wild Thing* était le single le plus vendu dans le pays tandis que le titre de Young *Bust a Move* caracolait lui aussi en tête des charts. Pour peu que je sois capable de composer mon propre morceau, Delicious était le label idéal à mes yeux. Drôle. Irrévérencieux. Couronné de succès. Différent. Il fallait que je rencontre le patron.

Le gars qui dirigeait Delicious s'appelait Mike Ross. Dans l'industrie de la musique, produire et distribuer un titre fonctionne généralement de cette manière : il y a tout d'abord l'artiste qui doit être signé par un label. Une fois que l'affaire est conclue, soit l'artiste est en cheville avec un producteur avec lequel il aime collaborer afin de composer et enregistrer la chanson (Michael Jackson était par exemple toujours produit par Quincy Jones), soit le label embauche un producteur afin qu'il collabore avec l'artiste. Tout ceci, bien sûr, si l'artiste ne souhaite pas se produire lui-même. Mike Ross était l'un des rares patrons de label à produire lui-même les titres qu'il lançait sur le marché. Ross, ainsi que son partenaire, Matt Dike, était l'un des producteurs de rap les plus dynamiques de toute l'industrie.

J'avais lu quelque part que Mike était un grand fan du chanteur de rap né à Brooklyn Dana Dane. Un très grand fan. Par le plus grand des hasards, Dana Dane avait enregistré son nouvel album dans le studio d'enregistrement de Hurby « Luv Bug » Azor (le même studio que celui où j'avais enregistré) et, un soir, alors que je me trouvais dans ce studio, j'avais vu une maquette du nouvel album de Dana sur la table de mixage. J'avais décidé de « l'emprunter » pendant que personne ne regardait. Ça ne pouvait faire de mal à personne. Il s'agissait de son deuxième album et celui-ci était vraiment attendu par toute la communauté du hip-hop. J'avais emporté ensuite la cassette avec moi à Los Angeles. Personne, en dehors de l'entourage de Dana, n'avait encore entendu cet album.

Après avoir passé deux jours à Los Angeles, je décidai d'appeler au débotté Mike Ross chez Delicious Vinyl. « Pourquoi pas ? », pensai-je. Si je devais tenter ma chance, autant faire les choses en beauté. Je dénichai le numéro de téléphone de sa société dans l'annuaire et appelai le standard. Je n'avais pas d'autre plan en tête que d'obtenir un rendez-vous avec Mike.

« Delicious Vinyl, comment puis-je vous aider ? répondit la réceptionniste.

– Je voudrais parler à Mike Ross, s'il vous plaît.

– Bien sûr, ne quittez pas. »

Quarante-cinq secondes plus tard…

« Bonjour, Dina à l'appareil, je suis l'assistante de Mike Ross. En quoi puis-je vous aider ?

– Je voudrais parler à Mike, s'il vous plaît.

– Mike n'est pas là. Qui souhaite lui parler ?

– Jesse.

– Jesse qui ?

– Jesse. Je suis un ami de Dana Dane. Dana m'a demandé de profiter de mon déplacement à Los Angeles pour déposer sa nouvelle cassette chez Mike. Je repars demain. Il a dit que c'était urgent. Mike est au courant.

– Ne quittez pas, s'il vous plaît. »

Je couvris le combiné avec ma main et chuchotai à l'attention de mon ami Jon : « Ils me demandent de patienter. »

Je ne sais pas si c'est à cause de mon accent de Long Island qui était venu brouiller ses vibrations californiennes, ou parce que l'univers voulait que je franchisse cette porte, mais elle reprit la ligne trente secondes plus tard.

« Vous êtes donc Dana Dane ? »

Évidemment, je ne ressemble en rien à Dana Dane (il est afro-américain et je suis blanc… il a une dent en or sur le devant de la bouche, moi non, etc.). J'imagine que j'aurais pu dissiper ce malentendu sur-le-champ, *mais*… Une fois que la porte est entrebâillée, vous ne la laissez pas se refermer. Aussi, sans prendre le temps de respirer, je répondis :

« Oui, je suis Dana.

– Parfait, ne quittez pas. »

Une minute plus tard…

« Dana, Mike sera enchanté de pouvoir vous rencontrer. Pouvez-vous passer au bureau à 14 heures ?

– Oui, M'dame, je serai là. »

Bingo, enfoiré !

À 14 heures précises, je me présente devant les bureaux de Delicious Vinyl. J'ai 21 ans. Je grimpe les escaliers jusqu'au premier étage, là où se trouve l'interphone. J'appuie sur le bouton d'annonce. La voix très sexy de la réceptionniste me répond :

« Bonjour, de quoi s'agit-il ?

– Oh, je suis Dana Dane. Je viens voir Mike Ross, s'il vous plaît. »

Dix secondes plus tard…

Bzzzzzzz.

J'entre.

L'assistante de Mike Ross me conduit dans son bureau et me fait asseoir dans un fauteuil de l'autre côté de son imposant bureau de grand patron. « Mike sera de retour dans cinq minutes, Dana », me dit-elle avant de me proposer un verre d'eau.

Elle referme la porte derrière elle et je me retrouve seul. Juste moi… assis dans l'immense bureau de Mike plongé dans la pénombre puisque la lumière est éteinte. Des disques d'or sont accrochés partout sur les murs, où ils voisinent avec des pochettes d'albums, des cadres photos et quelques jolis graffitis. Une bougie parfumée au patchouli se consume sur son bureau. L'endroit est extraordinaire. Je commence à parcourir la liste des contributeurs au disque de platine de Tone-Loc encadré au mur et observe certains des trophées qui parsèment le bureau de Mike. Soudain, la porte s'ouvre et Mike apparaît. Il est stupéfait.

« Qui êtes-vous ? demande-t-il.

– Comment ça va, Mike ? Je suis Jesse. Je travaille avec Dana. Il va avoir un peu de retard.

– De retard ?

– Oui, sans doute une vingtaine de minutes.

– Comment se fait-il que vous connaissiez Dana ? »

(Je n'ai jamais rencontré Dana.)

« Nous enregistrons dans le même studio. Mon producteur fait partie de son équipe, les Idolmakers, et j'ai composé quelques titres pour lui.

– Vous chantez ?

– Non, en fait, je rappe.

– Vous rappez ? Avec Dana ? »

Sur le coup, je me dis que je vais continuer à le balader puisque ça a l'air de fonctionner jusque-là.

« Ouais. En fait, pas directement avec lui, mais je fais partie d'un groupe qui a signé avec Virgin. Mais Dana pense que je devrais me produire en solo.

– Avec Virgin ? Vous avez des morceaux avec vous ?

– Oui, bien sûr ! Je peux vous faire écouter une cassette en attendant que Dana arrive ?

– Allez-y. »

Je tends à Mike une cassette démo contenant trois de mes chansons, et c'est *College Girls* qui résonne en premier.

Anywhere I go a fly girl will please me
East to west college girls are easy

Il écoute pendant trente secondes avant d'arrêter la cassette.

« C'est incroyable.

– Merci, mon pote, je pense que ça peut faire un carton.

– Qui est votre avocat ?

– Pardon ?

– Qui est votre avocat ? », répète-t-il.

Et c'est ainsi que ça se passe – juste comme ça ! – après deux années durant lesquelles je n'ai pas cessé de voir des portes me claquer à la figure, il me balance la phrase magique que tout artiste faisant écouter une bande démo souhaite entendre : « Qui est votre avocat ? » En fait, il m'a même posé deux fois la question.

Comme je n'ai pas d'avocat et que je n'en connais aucun, je lui réponds : « Oh, c'est mon père.

– Votre père est avocat dans la musique ? »

À cette époque, mon père tient une boutique de matériel de plomberie, mais c'est la première réponse qui me vient à l'esprit (je suis du genre « Mets un pied dans la porte et tu aviseras plus tard »), aussi je réponds catégoriquement : « Oui… Oui, mon père s'occupe de toutes mes affaires. »

« Je vais demander à mon avocat de le contacter. Je voudrais acquérir les droits de cette chanson pour Loc.

– Ce serait incroyable si Loc interprétait ce titre… » Mais je marque une pause. Loc ? Je réalise que ce titre est *mon* ticket d'entrée pour signer un contrat. Bien sûr, je pourrais le vendre à Tone-Loc. *Wild Thing* s'est écoulé à plus de 3 millions d'exemplaires à cette époque, mais là, il s'agit du titre phare de ma bande démo. Alors, je réponds : « En fait, je pense vraiment que ce titre va faire un carton. Je dois le garder pour moi. Il doit figurer sur *mon* album.

– Ça peut se comprendre. Dans ce cas, est-ce que vous seriez d'accord pour écrire d'autres titres pour Loc ? »

Et c'est ainsi que ma carrière artistique dans la musique a officiellement débuté.

Mike m'a fourni les instrumentaux de quatre chansons destinées à Tone-Loc sur lesquelles il voulait que j'écrive des paroles et m'a renvoyé dans l'appartement de mon ami. Deux heures plus tard, je l'appelais sur son Nokia avec des textes pour les quatre chansons. Il se trouvait à un match de baseball des Dodgers et pouvait à peine m'entendre en raison du brouhaha dans le stade. Mais il en entendit suffisamment pour me demander de le retrouver à son bureau à l'issue du match. Là, je ne signai pas seulement un contrat pour écrire des chansons à l'intention de Tone-Loc, mais il me fit également signer sur-le-champ un contrat pour mon propre album. (Dana devint plus tard un bon ami et nous rions encore tous les deux de cette histoire.) Merci, Dana !

Le meilleur aspect de ma carrière musicale vient sans doute du fait que je n'ai jamais vendu beaucoup de disques. Comme mon épouse aime à le dire, « Un échec, c'est juste la manière qu'a la vie de vous encourager en vous faisant comprendre que vous n'êtes pas sur la bonne route ». Oui, je suis passé sur MTV et j'ai fait une tournée dans le pays, mais la courbe de ventes croissante ne s'est jamais concrétisée à l'horizon. J'ai donc décidé de changer de braquet et de me mettre à la recherche de nouvelles opportunités dans la musique. Écrire des hymnes pour des équipes sportives semblait être une niche intéressante. J'aimais la musique. J'aimais le sport. Et *personne* d'autre n'était sur ce marché. Le résultat fut *Go New York Go*. C'est ainsi que j'ai créé une niche… La musique sportive.

*

Il doit y avoir un écho dans la pièce car je ne cesse d'entendre SEAL répéter « Ça n'a pas l'air si compliqué que ça ». SEAL peut être défini de très nombreuses manières, mais ce n'est certainement pas un critique musical. Plutôt que de chercher à débattre avec lui, je m'entends lui répondre :

« Vous avez raison. Ce n'est vraiment pas si compliqué que ça. C'est même plutôt facile.

– Ouais, c'est facile », répond-il.

Je commence à zapper. Je n'ai même pas le temps de trouver le match des Knicks sur l'écran que SEAL suggère que nous poursuivions la conversation dehors et que nous allions plutôt nous entraîner. Il est 22h45. Le bon côté de la chose, c'est que c'est la première fois qu'il s'intéresse à moi en me posant des questions. Non que j'y tienne particulièrement, mais il est plus facile de faire la connaissance de quelqu'un quand il y a un véritable échange. Comme Sara aime à me le rappeler, « Quand je te parle, s'il te plaît, joue au tennis avec moi et renvoie-moi la balle. Ça s'appelle la communication et c'est important dans un mariage… » Et bien que je ne cherche pas à épouser SEAL, ma femme a parfaitement raison sur ce point.

Nous partons nous entraîner de la même manière que ce matin, en courant sur le tracé de Central Park, à cette différence près que nous avons droit à un bonus ce soir : à chaque kilomètre, nous devons faire 25 pompes. L'autre différence, c'est que SEAL souhaite augmenter la cadence, ce qui signifie que nous devons augmenter la vitesse à chaque fois que nous enquillons 2 kilomètres.

Nous commençons à une vitesse de 10,7 km/h et, au bout de 4 minutes 30, nous nous plaquons au sol pour effectuer 25 pompes, puis nous repartons à une vitesse de 11,4 km/h et, au bout de 4 minutes 25, nous nous plaquons au sol pour faire 25 pompes. Nous continuons ainsi jusqu'à finir à une vitesse de 12 km/h pour les deux derniers kilomètres.

Chaque fois que nous nous plaquons au sol pour faire des pompes, le sang vient irriguer mon cerveau et je manque de m'évanouir. Je respire si difficilement quand nous pompons (sans compter qu'il fait un froid de canard) que j'hyperventile légèrement. De son côté, SEAL enchaîne les pompes à la manière d'un robot programmé à cet effet. En haut. En bas. En haut. En bas. En haut. En bas. J'ai à peine le temps d'en faire neuf qu'il a fini ses 25 pompes et s'est déjà remis debout pour repartir au pas de course. Et c'est comme ça à chaque fois.

Total de l'entraînement : 20 kilomètres (dont 10 à un rythme croissant), 300 pompes et 100 burpees

Jour 7

Varier les courses

Si ça ne fait pas chier, on ne le fait pas.
– SEAL

De New York à Atlanta
De 2 °C à 24 °C
0530

« La manière dont tu cours est trop prévisible », m'assène SEAL en me fixant de son regard impassible.

– Prévisible ?

– Ouais, enfoiré… Prévisible. C'est comme si tes jambes savaient à quoi s'attendre. Ça rend les choses trop confortables. Ton corps est habitué à ta routine de merde. Prépare-toi et rejoins-moi dans cinq minutes. On va faire du fractionné. »

Je m'habille et enfile une nouvelle paire de New Balance. Cela fait vingt ans que je chausse des New Balance. Ce sont les seules baskets que j'utilise pour mes joggings. Une fois que la semelle commence à fatiguer (sans être pour autant complètement usée), je me procure une nouvelle paire. J'ai lu quelque part qu'avoir les bonnes semelles amortissantes sur ses baskets réduit l'impact des chocs sur les jambes quand on court, et réduit donc la possibilité de se blesser. Je ne sais pas si c'est vrai ou si c'est une invention des équipementiers, mais j'ai gobé le truc et je me suis équipé en conséquence. Quoi qu'il en soit, je ne peux plus me passer de mes New Balance.

Cinq minutes plus tard, nous prenons la direction de Central Park pour un parcours de 11 km. Nous faisons les deux premiers kilomètres à la vitesse de 10 km/h afin de nous échauffer, puis nous courons le plus vite possible sur les 500 mètres suivants. Après avoir sprinté sur ces 500 mètres, nous revenons à notre vitesse de 10 km/h, et nous continuons de basculer ainsi tous les 500 mètres.

SEAL mène une telle cadence sur les 500 mètres de sprint que je sens mon pouls battre au niveau de mon cou. Je pourrais littéralement prendre mon pouls en me contentant de compter les battements qui font exploser ma carotide.

À l'issue de chaque sprint, je halète à la recherche d'air. Ce ne sont cependant pas mes poumons ou mon cœur qui m'inquiètent.

« Mec, mes jambes me font vraiment mal. J'ai l'impression d'avoir un couteau planté dans le mollet », je soupire. « Je pourrais me choper une crampe d'une seconde à l'autre. »

J'attrape ma jambe et marche complètement raide, les jambes droites à la manière de Herman Munster, le personnage fictif de la sitcom *Les Monstres*.

« Parfait, répond SEAL. Il n'y a qu'une seule règle dans l'entraînement : si ça ne fait pas chier, on ne le fait pas. »

J'aurais sans doute dû casser mes nouvelles baskets car je sens une ampoule se former sous mon gros orteil droit. Ça fait mal, mais cette douleur est surpassée par celle que j'éprouve au mollet. Mon ampoule est à l'image de l'enfant du milieu à un repas de famille – il ne participe même pas à la conversation. C'est comme si je n'y prêtais pas attention alors même que je sais qu'elle existe. C'est comme si, par la grâce de SEAL, des ampoules qui m'auraient autrefois tourmenté semblaient désormais dérisoires.

En récompense de ma souffrance, je me vois infliger 275 pompes dès que nous rentrons à l'appartement. Pour rendre les choses pires encore, SEAL m'annonce que nous allons les faire « trempés ».

« Trempés ?

– Trempés !

– Que signifie "trempé" en langage de pompes ? »

Il m'explique que nous allons conserver nos tenues de sport trempées de sueur. Que nous ferons donc les pompes trempés.

« Pourquoi faire les pompes trempés ?

– Parce que je l'ai décidé. Voilà pourquoi. J'en ai rien à foutre de la manière dont tu les fais, mais j'en veux 275. »

Ce mec est complètement cinglé.

Je me plaque au sol pour effectuer une première série de dix. Ma température corporelle chute rapidement alors que je commence à me refroidir à l'issue du jogging. Je commence à avoir très froid. Je frissonne de froid. Chaque fois que mon T-shirt vient coller à ma peau, j'ai l'impression d'être caressé par des glaçons. Je regarde SEAL, qui irradie. Il ne connaît pas le froid. Il se contente de pousser sur ses bras. En bas, en haut, en bas, en haut, en bas, en haut. Cinquante. En bas, en haut, en bas, en haut… Soixante… Quel est cet enfoiré et de quelle planète vient-il ?

Je ne sais pas grand-chose de l'enfance de SEAL, mais je sais qu'il a toujours voulu intégrer les forces spéciales. L'autre jour, alors que nous étions assis, il a indiqué qu'il avait pour habitude de jouer à Rambo quand il était gamin. Pas de la manière dont j'aurais moi-même joué à Rambo (avec une figurine de Toys "R" Us), mais comme un vrai Rambo.

Quand SEAL était âgé de 15 ou 16 ans, il aimait s'enfoncer dans la forêt seul vers 23 heures et faire semblant de traquer des ennemis. Il m'a dit qu'il pouvait y rester une bonne heure afin de s'entraîner. J'ai trouvé cette histoire à la fois passionnante et flippante.

Je ne sais pas à quel moment je m'en suis rendu compte, mais c'est sans doute en l'entendant me raconter cette anecdote que j'ai véritablement réalisé qu'un Navy SEAL vivait chez moi – à chaque seconde de la journée. Ce gars utilise mes toilettes, il se sert dans mon frigidaire, il répond quand on sonne à la porte, et il dort dans la chambre jouxtant celle de mon fils. Il est partout à la fois. Je veux dire par là que j'avais conscience d'avoir un Navy SEAL à la maison, en théorie, mais sur le plan pratique, la chose me paraissait un peu déconcertante.

En fait, je commence à réaliser que je sais très peu de choses au sujet de SEAL. Je pourrais même dire que je ne sais rien de lui. Ce serait comme inviter votre chauffeur de taxi à venir vivre chez vous avec votre famille tout en lui demandant de vous conduire un peu partout, mais sans rien savoir de lui.

Alors, je commence à me demander : Que se passerait-il si… j'exprimais une opinion politique qui ne lui plaît pas ? Si je disais quelque chose qui le contrarie ? Si je devais l'offenser et qu'il se montre encore plus colérique qu'il ne l'est déjà ? À bien y réfléchir, j'avais fait une enquête fouillée avant d'embaucher ma première assistante, et je savais qu'elle était issue d'une famille sérieuse que je connaissais déjà. SEAL, lui, a été entraîné à neutraliser l'ennemi s'il en reçoit l'ordre et il vit désormais chez moi… et je n'ai fait aucune recherche sur lui.

Heureusement, je garde ces pensées pour moi.

Je sais que je suis un peu fêlé de penser à cela et qu'il n'y a sans doute aucune inquiétude à avoir. Mais, honnêtement, à quoi ai-je bien pu penser ? Je n'aime même pas que des inconnus viennent passer plus de quelques minutes chez moi. Je déteste quand le gars du câble vient chez moi. Et maintenant, je me retrouve avec une machine entraînée à tuer dans mon foyer – non seulement mon foyer, mais également celui de ma femme et de mon fils. En plein milieu de *notre* foyer !

J'aimerais avoir quelqu'un à qui en parler. J'aimerais me confier à mon épouse, mais je ne le peux pas car cela l'effraierait. Et elle me dirait alors : « Tu dois t'en débarrasser. » Et je sais que cela me serait impossible. Comment pourriez-vous vous débarrasser de quelqu'un comme lui ? « Oh, excusez-moi M. SEAL, ça ne fonctionne pas entre nous, alors prenez vos affaires et cassez-vous. » Vous pigez le truc ?

Aussi je fais l'exact opposé et je raconte des balivernes à ma femme, du genre : « Tu sais, SEAL, c'est un type adorable… » Ou encore : « C'est vraiment incroyable que quelqu'un qui semble aussi invulnérable et effrayant que lui soit aussi cool. » Je me dois de le survendre. Mais j'ai le sentiment que Sara commence à deviner mon petit jeu. Dieu merci, SEAL est un invité parfait. Il est calme, propre et bien élevé. Et Dieu merci, Sara et lui s'entendent bien.

Sept heures plus tard…

Nous nous présentons à l'aéroport de Teterboro, dans le New Jersey, à 13h30 pour notre vol à destination d'Atlanta, où Spanx, la société de mon épouse, est basée. Aujourd'hui, nous volerons sur un Citation X de Marquis Jet. J'adore les Citation X car ils sont super-rapides, mais également très spacieux. Cela peut réduire de beaucoup le temps de trajet sur un itinéraire tel que celui-ci.

À la fin des années 1990, mon associé de l'époque, Kenny Ditcher, et moi avions été invités à bord d'un jet privé. À la minute même où nous avions embarqué, nous étions tombés amoureux des avantages offerts par les vols privés : le confort et la facilité poussés à l'extrême. Quand nous sommes rentrés de ce déplacement, nous n'avons plus jamais voulu emprunter des vols commerciaux. Nous avons jugé que si nous souhaitions nous déplacer uniquement de cette manière, alors il devait y avoir de nombreux autres voyageurs qui le désiraient également. Nous avons pensé qu'il devait y avoir là un marché.

À cette époque, il n'y avait que trois manières de voler à bord d'un jet privé. L'une d'elles consistait à acheter son propre avion, ce qui était impossible à moins que vous ne soyez Mark Cuban ou le sultan de Brunei. La deuxième consistait à acheter des parts dans un jet privé, ce qui signifiait que vous engagiez des montants très élevés pour un minimum de cinq ans. En dernière option, vous pouviez choisir d'affréter un jet privé, ce qui n'était pas toujours évident ou cohérent. Aucun de ces choix ne nous semblait très séduisant, pas plus qu'ils ne nous semblaient séduisants pour des clients potentiels si nous faisions le choix de créer une société positionnée sur ce marché, ce à quoi nous avions commencé à songer.

Nous voulions créer quelque chose de plus réaliste pour le plus grand nombre de clients possible – des gens qui souhaitaient utiliser un avion privé plusieurs fois par an. Alors, une idée nous est venue à l'esprit : Et si l'on pouvait acheter 25 heures de vol à bord d'un avion privé ? Ce serait l'équivalent d'une carte Starbucks, ou d'une carte cadeau prépayée.

À l'époque, NetJets était le mastodonte des avions privés en propriété partagée. Warren Buffett possédait la compagnie. Le président était un certain Richard Santulli et le directeur général un gars du nom de Jim Jacobs. Quand nous avons décidé de créer Marquis Jet, nous avons compris que la première chose à faire était d'appeler Jacobs.

Deux ans plus tôt, alors que je travaillais toujours dans l'univers de la musique et que j'étais en contact avec pas mal d'artistes, j'avais reçu un coup de fil d'un ami qui m'avait demandé un service. Je ne me rappelle plus trop les circonstances exactes, peut-être qu'il était en train de négocier quelque chose ou qu'il voulait faire plaisir à quelqu'un, mais il m'avait demandé de procurer des billets d'un concert de Christina Aguilera dans le Connecticut à un de ses clients et à sa fille. Mon ami savait que je connaissais l'agent de Christina. Je l'avais donc appelé et je n'avais pas seulement réussi à récupérer des billets pour ce client et sa fille, j'avais également réussi à placer sa fille sur scène dans le chœur des chanteuses si elle le souhaitait (micro coupé). Pour une adolescente, c'était le rêve d'une vie.

Le lendemain, le client qui était allé au concert avec sa fille m'avait appelé et m'avait dit : « Je ne vous connais pas, mais sachez que je vous suis vraiment redevable. Si jamais je peux faire quelque chose pour vous… »

Ce type s'appelait Jacobs.

Et voici donc, un an plus tard, qu'il y a quelque chose que Jacobs peut faire pour moi. Je lui passe un coup de fil. Je crois me souvenir qu'il lui a fallu cinq bonnes minutes pour se rappeler qui j'étais. « Vous pouvez me rappeler qui vous êtes exactement ? », me demanda Jim.

« Je suis Jesse. Christina Aguilera. Je ne vous ai pas seulement dégotté le backstage, mais j'ai fait monter votre fille sur scène, je réponds. Je suis le génie de la lampe Itzler. Vous m'avez proposé de vous appeler si jamais j'avais besoin de quelque chose. » Je rejouai le même numéro que celui que j'avais interprété quand j'avais signé mon contrat avec la maison de disques ; je l'embrouillai. Je le baratinai. Harry Truman a dit un jour : « Si vous ne pouvez pas les convaincre, semez le doute dans leur esprit. » Il s'agit d'une tactique que j'utilise de manière instinctive. Cela permet de gagner du temps.

« Oh, oui, répondit-il.

– Est-ce que je peux vous voler trente minutes de votre temps ? », demandai-je.

Nous organisâmes un rendez-vous avec Jim Jacobs et Rich Santulli pour la semaine suivante. Kenny et moi prîmes la voiture pour nous rendre à leur siège social de Woodbury, dans le New Jersey, avec notre présentation PowerPoint, prêts à démarrer notre nouvelle société d'avions privés en temps partagé. Nous n'étions pas vraiment sûrs à cette époque de ce que pourrait être notre société, mais nous savions qu'il s'agissait d'une super-idée. Nous entrâmes dans la salle de réunion où Jim et Rich avaient déjà pris place. Ils étaient habillés comme des princes, je veux dire par là avec des costards sur mesure de confection italienne. Au bout de vingt minutes de présentation, Rich Santulli s'exclama : « Hors de question que je laisse des gamins de 29 ans utiliser ma flotte de 500 avions ! Heureux d'avoir fait votre connaissance, Messieurs. » Et il nous vira de son siège social.

« J'imagine qu'on va devoir trouver une nouvelle idée », dis-je à Kenny quand nous fûmes dehors. Et c'est à ce moment-là que mon téléphone sonna. C'était Jim.

Alors que je commençais à lui présenter mes excuses pour lui avoir fait perdre son temps, il me coupa.

« C'était génial ! Un rendez-vous formidable, lâcha-t-il.

– Formidable ?

– Ouais, Rich n'accorde pas vingt minutes de son temps à n'importe qui. Je trouve que ça s'est très bien passé. Votre idée est brillante ! Je pense que vous tenez quelque chose. Pourquoi ne pas affiner un peu plus votre projet et revenir nous en parler ? Laissez-moi voir si je peux vous dégotter un autre rendez-vous. »

À cette époque-là, je connaissais de nombreux athlètes et artistes tandis que Kenny connaissait pas mal d'hommes d'affaires de Wall Street dont nous étions sûrs qu'ils seraient intéressés par l'achat de 25 heures de vol à bord d'un jet privé si une telle offre était disponible. Nous réalisâmes alors qu'il nous fallait présenter les choses autrement. Nous devions montrer à Santulli et à Jacobs ce qui était possible, et non pas le leur expliquer. Alors, nous avons formé notre propre panel de consommateurs.

Une semaine plus tard, nous étions de retour dans la salle de réunion de Santulli, accompagnés de Carl Banks, de l'équipe de football américain des New York Giants, des trois chanteurs du groupe de hip-hop Run DMC, d'un agent sportif gérant de nombreux athlètes de la NBA et d'un banquier de Wall Street qui possédait son propre fonds d'investissement et souhaitait de temps en temps utiliser des jets privés dans le cadre de ses loisirs. Les uns après les autres, nos consommateurs test expliquèrent à Rich les raisons pour lesquelles ils n'achèteraient jamais des parts de jet en propriété partagée à NetJets, mais aussi pourquoi ils *pourraient* dépenser chaque année entre 100 000 et 200 000 dollars dans une carte prépayée pour disposer d'heures de vol à bord d'un jet privé. Ils discutèrent de la manière dont ils voulaient avoir la possibilité de choisir leurs vols chaque année en toute flexibilité. Et ils discutèrent des raisons pour lesquelles eux ou leurs clients pourraient acheter une carte prépayée. Et encore, si les choses se passaient bien, de la manière dont ils pourraient ensuite choisir de passer à l'étape supérieure, en achetant des parts de jet en propriété partagée chez NetJets.

Même si Santulli ne mordit pas tout de suite à l'hameçon, nous devinâmes que ça commençait à le titiller. Il nous fallut encore trois ou quatre réunions pour qu'il se laisse convaincre, mais il finit par nous déclarer que si nous étions prêts à investir notre argent personnel dans ce projet que nous avions baptisé « Marquis Jet », alors il nous donnerait notre chance. C'est ce que nous fîmes et ça fonctionna. AU-DELÀ DE NOS ESPÉRANCES.

*

Sara et SEAL ne discutent pas beaucoup pendant le temps du vol – cela ne fait que quelques jours qu'il a emménagé et ils n'ont pas encore eu beaucoup d'occasions de passer du temps ensemble – mais un respect mutuel et une amitié est en train de naître.

Sara se comporte normalement à 100 % en compagnie de SEAL, comme s'il n'y avait rien d'étrange à ce que du jour au lendemain un SEAL me suive comme mon ombre 7 jours sur 7, 24 heures sur 24. Mais sa normalité ne présente rien d'anormal à mes yeux, puisque mon épouse vit dans son propre univers. Je veux dire par là qu'elle est brillante, même s'il lui arrive parfois de se comporter comme une blonde. J'aime dire qu'elle est moitié Lucille Ball[1] et moitié Einstein. Elle a par exemple créé une marque ayant rencontré un succès international avec seulement 5 000 dollars d'économies, mais elle me demande souvent quel jour on est, et elle est sérieuse. Ceci étant dit, pour autant qu'elle ait ses sept heures de sommeil et un café Starbucks à la main quand le jour se lève, la vie est belle.

Mon épouse s'appelle Sara Blakely, et elle est la fondatrice et la conceptrice de Spanx. Si vous êtes une femme, vous connaissez sans doute Spanx. Si vous êtes un homme, sachez que Sara est le Michael Jordan des dessous féminins.

Je n'avais pas compris tout cela quand j'ai commencé à la fréquenter. Mais aujourd'hui, après avoir été témoin de l'emballement qui existe autour de sa marque, j'ai tout à fait conscience de ce qu'elle représente. Les femmes sont toutes folles de ses produits. Des inconnues n'hésitent pas à la serrer dans leurs bras et à lui montrer en public les dessous qu'elles portent. C'est dingue.

Ce que j'aime le plus dans l'histoire de Sara, c'est qu'elle rêvait d'être avocate, mais elle a échoué au LSAT, le test d'admission en faculté de droit… À deux reprises. Aussi, plutôt que d'aller en fac de droit après le lycée, elle a décidé de partir à Disney World pour essayer d'y jouer le rôle de Dingo… Lorsqu'elle s'est présentée, on l'a informée qu'elle était trop petite pour enfiler la tenue (il fallait une taille minimale de 1,77 mètre et elle ne mesure que 1,71 mètre), alors ils lui ont proposé un costume de Chipmunk.

1. Actrice, humoriste, productrice et réalisatrice américaine née en 1911.

Après avoir brièvement travaillé pour Disney, Sara a accepté un boulot dans une société de fournitures de bureau du nom de Danka, où elle a fait du porte-à-porte pour vendre des fax… pendant sept ans. Un soir, alors qu'elle allait se rendre à une fête, elle n'a pas aimé l'apparence que son pantalon blanc donnait à ses fesses. Elle a pris une paire de ciseaux et coupé les jambes de son collant afin d'éviter qu'on voie les marques sous son pantalon. Son invention était née.

Au cours des deux années suivantes, Sara a continué de travailler sur son concept le soir en rentrant de son travail ainsi que les week-ends. Elle a ensuite investi ses 5 000 dollars d'économies pour démarrer sa société. Comme elle n'avait jamais bénéficié de la moindre formation pour évoluer dans le monde des affaires, elle a agi par instinct et flair.

Plutôt que de dépenser tout son budget auprès de cabinets juridiques afin qu'ils l'aident à breveter son produit, Sara a acheté un livre sur la propriété industrielle et a rédigé elle-même sa demande de brevet. Elle a ensuite choisi d'utiliser des couleurs flashy sur ses packagings afin que ses produits se distinguent sur les linéaires. Elle passait jusqu'à douze heures par jour dans les magasins à faire l'article pour ses produits. Ça a fonctionné.

Le nom de marque Spanks[1] est venu à l'esprit de Sara alors qu'elle était coincée dans les embouteillages à Atlanta. Elle savait que Kodak et Coca-Cola étaient deux des marques les plus connues au monde et que chacune de ces marques avait une forte consonance en « k ». Elle s'est dit que ça devait porter chance. Elle a transformé le « ks » en « x » au dernier moment car elle avait lu quelque part qu'il était plus facile de protéger un nom inventé qu'un nom commun.

Sara enregistra le nom de sa société en ligne pour 150 dollars seulement, sur le site www.uspto.com. Aujourd'hui, Spanx compte 150 produits, des centaines d'employés, et bénéficie de circuits de distribution à travers le monde entier.

Notre famille nouvellement agrémentée d'un SEAL atterrit à Atlanta et nous commençons à récupérer nos bagages. Inutile de dire que nous passons beaucoup de temps à Atlanta puisque Spanx y a son siège social, mais je ne suis pas encore prêt à renoncer à New York. Comme nous y passons de plus en plus de temps, nous avons entrepris d'y rénover une nouvelle maison. Elle se trouve à 3

1. Fessées.

kilomètres de celle où nous demeurons actuellement à Atlanta. Sara aimerait aller voir si les travaux ont avancé.

Pendant que nous nous garons dans l'allée de notre maison, SEAL m'indique que nous irons visiter le chantier de la nouvelle maison en courant, à l'aller comme au retour. Sara nous taquine en nous disant qu'elle se rendra sur place en voiture. Nous enfilons rapidement notre tenue de sport et commençons à courir afin de rejoindre Sara sur place.

Nous courons sur un très joli parcours, sur une route ombragée bordée de maisons magnifiques et d'arbres gigantesques. Nous ne forçons pas trop le rythme et j'apprécie vraiment le charme de cette journée. Soudain, alors que nous avons déjà couru sur près de 2 kilomètres, j'entends un énorme craquement semblable à un coup de foudre. Je n'ai aucune idée de l'origine de ce bruit ou de ce qui l'a provoqué, mais il semble terriblement proche et dangereux. Au même instant, je tourne la tête vers SEAL. Il arrive vers moi avec les bras écartés. On dirait un aigle qui me fonce dessus. Une femme promène son chien sur le trottoir à quelques pas de nous. SEAL nous attrape tous les deux dans l'envergure de ses bras et nous arrache quasiment du sol pour nous pousser plus loin. C'est alors que je vois une énorme branche tomber de 8 mètres de haut, directement depuis l'arbre au-dessus de nous. Elle s'abat au sol dans un immense fracas et explose. Cette branche, qui doit faire 50 centimètres de diamètre, éclate en mille morceaux en frappant le ciment. Elle nous aurait tués.

« On continue. Garde ta foulée », lâche SEAL avant de poursuivre.

Je reste stupéfait pendant tout le temps qui nous reste à courir. C'est comme s'il avait su que la branche allait tomber. Comment a-t-il pu deviner ce qui allait se passer et réagir aussi vite, et comment a-t-il su d'où la branche allait tomber ? Ce n'est pas le genre de truc que vous apprenez dans les livres.

Quand j'arrive à la nouvelle maison, je suis encore en état de choc.

« Comment s'est passé ce jogging ? », demande Sara.

Je regarde SEAL, m'attendant à ce qu'il évoque la branche. Au lieu de cela, il se contente de répondre : « Très bien. Votre mari s'améliore. »

Très bien ?

Il ne fait aucune mention de la branche. Comme si le fait d'avoir une branche qui vous tombe sur la gueule était un truc courant. Pas de quoi en faire un plat. Ça ne mérite même pas qu'on en parle.

2045

Sara regarde une émission d'Oprah Winfrey tandis que je suis déjà en pyjama. SEAL passe la tête dans ma chambre pour prendre de mes nouvelles.

« Comment vont tes jambes ? demande-t-il.

– Affreux. J'ai des courbatures partout.

– Super. Enfile ton short et tes baskets.

– Oh non, je réponds.

– Oh si, vraiment. »

C'est notre troisième jogging de la journée. Il m'est déjà arrivé d'en faire deux par jour alors que je m'entraînais pour des marathons ou que j'avais besoin de me remettre en forme, mais trois par jour est quelque chose de nouveau pour moi, surtout d'une manière aussi intense. Surtout à mon âge. Et surtout à 20h45.

Au bout de 2,5 kilomètres, sur les 10 kilomètres de notre parcours, SEAL m'adresse la parole pour la première fois.

« Tout va bien ?

– Non. Je ne me sens pas bien », je réponds sans ralentir ma foulée.

– Ouais, super ! se réjouit-il. Maintenant, Jesse, tu commences à comprendre ce que veut dire s'entraîner. J'espère que tu prends ton pied avec toutes ces conneries. » Il commence à sourire, avant de rire à gorge déployée. « T'as vraiment l'air d'un gros tas de merde », me lance-t-il.

Quand nous rentrons à la maison, Sara regarde toujours Oprah Winfrey. C'est comme si nous n'étions jamais partis.

Total de l'entraînement : 28 kilomètres et 275 pompes le matin

Jour 8

Interdit de pisser

C'est pas le moment de pisser. C'est le moment de courir.
– SEAL

D'Atlanta à New York
De 1 °C à -8 °C

Après avoir embarqué à Atlanta pour un décollage aux aurores, nous atterrissons à Teterboro. Le vol ne dure qu'une heure et quarante minutes. Et comme nous vivons non loin de l'aéroport à Atlanta, le déplacement de porte à porte ne prend que deux heures. Pas trop mal pour un trajet domicile-travail.

Trente minutes plus tard…

SEAL et moi avons enfilé notre tenue de sport pour aller courir 10 kilomètres dehors. En raison du vol, ou peut-être parce que je ne bois pas suffisamment, je me sens légèrement déshydraté avant de prendre le départ. J'en ai la confirmation en découvrant que mon urine est brunâtre. Aussi, avant de m'élancer, je bois deux grands verres d'eau. Et nous y allons.

Deux kilomètres plus tard, je dois absolument vider ma vessie tant elle me fait souffrir. Si je pouvais croiser les jambes, je le ferais. Je demande à SEAL si nous pouvons nous arrêter.

« SEAL, mec, j'ai *vraiment* besoin de pisser.

– MAINTENANT ? Au beau milieu d'une séance ? Pour me faire perdre mon temps ? Pourquoi t'es pas allé pisser AVANT de courir ? Qu'est-ce que t'as dans le crâne pour croire que tu peux aller pisser maintenant alors qu'on est en train de courir ? C'est pas le moment de pisser. »

SEAL est vraiment furieux. Je l'ai offensé en pensant que je pourrais pisser pendant notre séance. Aussi, après avoir subi pendant trente secondes ses aboiements sur le sujet, je décide que je n'ai plus besoin de pisser. Je me retiens. Tout ce à quoi je pense pendant les 7,5 derniers kilomètres, c'est à ne *pas* pisser.

Le parcours terminé, je demande poliment à SEAL si je peux aller uriner. « On a fini. J'en ai rien à foutre de ce que tu fais sur ton temps libre. »

Une heure plus tard...

Nous sommes réunis autour du petit déjeuner, une famille heureuse. Sara fait manger à Lazer sa compote de pommes. Je lis la rubrique sportive du *New York Post* en dévorant des bananes tandis qu'une émission TV matinale passe en arrière-plan. SEAL pousse un paquet de granola bio sur le côté. Il n'est pas super-fan de la marque bio Whole Foods. Il secoue la tête chaque fois que Sara lui en propose un bol. J'ai d'ailleurs remarqué hier que je n'avais jamais vu SEAL manger... Mais vraiment *rien* depuis qu'il est là. Cela fait quand même sept jours à raison de trois repas par jour, et je ne l'ai jamais vu avaler quoi que ce soit.

Mais c'est Sara qui pose la question en premier.

« SEAL, vous êtes au régime ?

– Non, c'est juste que j'aime bien aller me coucher avec une sensation de faim. Comme ça, je me réveille affamé. Le truc dans la vie, c'est de rester en dehors de sa zone de confort.

– Et quelle est la raison qui sous-tend cela ? »

Mon épouse se montre curieuse, mais pas inquisitrice. Elle adore apprendre et connaître tous les détails quand elle s'intéresse à quelque chose, et je peux dire avec certitude qu'elle adore bavarder. Ce qu'elle préfère, c'est un repas qui s'éternise tandis qu'on discute du sens de la vie. SEAL est poli, mais ce n'est pas avec lui à table que l'on pourrait avoir une conversation animée. Il donne presque l'impression d'avoir peur de se froisser un muscle quand il essaie de converser. Après une vingtaine de questions de la part de Sara, allant de l'enfance de SEAL à ce qu'elle devrait préparer pour le dîner, je décide de laisser un peu d'air à SEAL et d'orienter autrement la conversation en faisant une suggestion.

« Au fait, que diriez-vous d'aller dans le Connecticut, dans la maison au bord du lac, pour les vacances de Noël ?

– Ça me paraît pas mal, répond SEAL. De toute manière, je voulais vérifier les mesures de sécurité là-bas.

– Les mesures de sécurité ? s'étonne Sara. Nous n'avons pas besoin de mesures de sécurité, il s'agit d'une résidence fermée[1].

– Une résidence fermée ? C'est également le cas de la Maison Blanche », répond-il.

Notre maison se trouve au bord du lac Candlewood, à Danbury, dans le Connecticut. Le lac Candlewood est le plus vaste de tous les lacs du Connecticut, et c'est un endroit formidable où passer des vacances. Nous nous y rendons surtout l'été, mais nous aimons également y aller à Noël. La maison se trouve dans une résidence fermée, à accès privé, composée d'une centaine de propriétés. Les pelouses y sont parfaitement entretenues, les maisons superbes, et s'il devait y avoir le moindre bout de papier traînant dans une allée, ce serait considéré comme un drame. Inutile de dire que la criminalité n'est pas un problème là-bas.

« Qui a vérifié les mesures de sécurité pour la dernière fois ? », interroge SEAL.

Mon épouse et moi répondons par un haussement d'épaules.

« C'est bien ce que je pensais, continue SEAL en pliant sa serviette sur la table. Je vais avoir besoin d'y jeter un coup d'œil. »

SEAL a une mission. Il déniche un porte-bloc dont je ne connaissais même pas l'existence et attrape un stylo.

Ayant plusieurs rendez-vous au bureau, je ne peux pas l'accompagner sur place. J'appelle Smith, mon chauffeur, et lui demande s'il peut conduire SEAL dans le Connecticut pour y passer la nuit. Il était prévu qu'un plombier se rende sur place le lendemain, donc tout concorde parfaitement.

« À quelle heure ? », demande Smith.

SEAL se tient debout avec son porte-bloc en mains. Il me regarde.

« Je crois qu'il est prêt à y aller dès maintenant.

– Dites-lui que je serai là dans dix minutes », annonce Smith.

*

J'ai fait la rencontre de Smith par l'intermédiaire de Jam Master Jay, du groupe Run DMC. Je connaissais Jay depuis le milieu des

1. Copropriété ou domaine sécurisé avec mesures d'accès pour les non-résidents.

années 1990. Après avoir composé *Go New York Go* pour les Knicks, j'avais cofondé une société baptisée Alphabet City. Alphabet City était un outil à ma disposition pour que je puisse vendre des hymnes à d'autres équipes sportives. Je me trouvais dans un salon professionnel quand j'ai vu Jay passer devant notre stand. J'ai décidé de l'aborder et de me présenter. Jay était l'équivalent de mon Ringo Starr : pas le mec du groupe sur le devant de la scène, mais celui sans qui le groupe n'aurait pas pu exister. C'était mon modèle dans l'industrie de la musique. Nous avons bien accroché dès la première minute.

Un mois après notre rencontre, Jay m'a passé un coup de fil. Il travaillait alors pour Def Jam Records en délocalisé et souhaitait se trouver un nouveau bureau. Nous avions aménagé une sorte de grande « salle de crise » à Alphabet City et je lui ai dit qu'il pouvait occuper le bureau à côté du mien. À cette époque, il venait de fonder JMJ Records et produisait pas mal d'artistes dont le groupe de hip-hop Onyx, célèbre pour son tube *Slam*.

Jam Master Jay collaborait avec une assistante de production et deux stagiaires qui travaillaient également en délocalisé, mais parfois dans nos locaux. L'un de ces stagiaires était un jeune rappeur originaire du Queens, du nom de Kaeson, et l'autre était un rappeur/boxeur, du Queens lui aussi, du nom de Curtis. J'aimais vraiment beaucoup la musique de Kaeson et je le signai sur mon propre label. Je n'avais pas senti le même potentiel chez Curtis, mais celui-ci me donna un coup de main dans la composition de pas mal d'hymnes sportifs. Peu de temps après cela, Curtis Jackson, qui se faisait alors appeler 50 Cent, prit son envol et signa avec Eminem. 50 Cent devint l'un des artistes les plus vendeurs de toute la décennie. Un GROS loupé de ma part.

Smith était l'ami de Jay, et c'est ainsi que j'ai fait sa connaissance – Smith se trouvait toujours au bureau de Jay et finit même par travailler pour lui. Smith n'a pas l'apparence d'un gros dur, mais on devine qu'il l'est. C'est le genre de type auquel on préfère donner raison de peur qu'il vienne vous casser la gueule. Mais son allure extérieure ne reflète nullement l'intérieur. C'est un gars au grand cœur.

L'une des premières choses que l'on apprend au sujet de Smith, c'est que c'est l'un de ces gars qui ratent tout, à très peu de choses près. Si Smith devait acheter un ticket de loterie pour le jackpot d'aujourd'hui, vous pouvez être sûr que son numéro ne serait tiré que pour la loterie du lendemain. Il est toujours à deux doigts de connaître le succès. Smith était l'équivalent du quatrième membre de Run-DMC dont personne n'a jamais entendu parler. Au début des années 1980, le groupe aurait aimé qu'il devienne leur DJ, mais il fréquentait alors une fille au Texas et n'avait pas voulu s'investir dans le groupe. Ainsi, plutôt que d'obtenir la notoriété que ses amis avaient obtenue, il se retrouva à vérifier le matériel ou à faire tous les petits travaux dont le groupe avait besoin. Sans compter qu'il rompit avec la fille.

Pour réaliser l'ampleur de tout ce que Smith a raté, il faudrait remonter jusqu'à ses années collège. Il a pour véritable nom Darnell Smith, ce qui ne lui a pas particulièrement permis de se distinguer car il y avait un autre Darnell Smith dans sa classe. Un jour, en quatrième, les deux Darnell Smith décidèrent de jouer au jeu Pierre-feuille-ciseaux pour voir qui aurait le droit d'être appelé « Darnell » et qui serait appelé « Smith ». Et Smith manqua de remporter la victoire en raison d'une pierre battue par une feuille. Depuis ce jour, il se fait appeler Smith.

C'est par l'intermédiaire de Jay que Smith est devenu un ami proche. Au bout d'un moment, notre amitié est devenue semblable à n'importe quelle autre amitié que je pouvais entretenir avec les gars avec lesquels j'avais grandi, si ce n'est que Smith était bien plus dur que tous les autres gars avec lesquels j'avais grandi. Après l'assassinat de Jay en 2002 dans son studio d'enregistrement du Queens, Smith a dû trouver un nouveau travail. Je le croisai quelques mois après les funérailles et lui demandai s'il avait le permis de conduire. Il dégaina une MetroCard[1].

« Est-ce que ça compte ? », me demanda-t-il. Il plaisantait. Il avait bel et bien son permis de conduire, et je lui demandai s'il voulait me servir de chauffeur.

« Et ça consisterait en quoi ? interrogea-t-il.

– Principalement à me conduire un peu partout. »

Cela fait maintenant dix ans qu'il travaille pour moi, mais il est bien plus qu'un employé – il fait partie de la famille. C'est quelqu'un à qui je peux faire confiance et sur qui je peux compter.

*

1. Carte d'abonnement au métro de New York.

Smith conduit SEAL jusqu'à la maison dans le Connecticut. Ils vont tous deux y passer la nuit et accueillir le plombier le lendemain matin. Ce dernier doit établir un devis pour remplacer quelques dalles de carrelage abîmées dans le hammam. Je les appelle le soir même afin de m'assurer que tout va bien.

« Tout va bien », confirme Smith.

Mais apparemment, ça ne va pas durer. Au milieu de la nuit, Smith décide qu'il a faim et descend dans la cuisine sur la pointe des pieds car il ne veut pas réveiller SEAL, qui dort dans l'une des chambres. Smith ne veut même pas allumer la lumière, alors il se fraye un chemin depuis la dernière marche de l'escalier jusqu'à la cuisine à la lueur de la lampe de son téléphone portable. Il finit par l'éteindre après avoir trouvé la poignée du frigidaire, qu'il ouvre pour bénéficier de la lumière intérieure. Il avance jusqu'au plan de travail et attrape un paquet de biscuits. Ce que Smith ignore, c'est que nous avons un détecteur de mouvement que nous mettons en marche quand nous n'utilisons pas la maison. Il s'active automatiquement pendant la nuit. Peut-être que cela nous a valu de marquer quelques points quand SEAL a inspecté les systèmes de sécurité de la maison. Mais dès que Smith enfourne un premier biscuit, l'alarme se déclenche et une sonnerie assourdissante retentit.

Certes, Smith sait qu'il n'y a pas d'intrus dans la maison puisqu'il a lui-même déclenché l'alarme, mais Smith sait également que SEAL ne sait pas ce que lui sait. Smith a peut-être déjà été confronté à un intrus par le passé, mais il ne dispose d'aucune expérience en matière de confrontation avec un SEAL sur les nerfs qui pourrait le prendre pour un intrus.

Smith se planque à terre et rampe sous la table de la cuisine en commençant à gueuler : « SEEEEEEEEEEEAL, C'EST MOIIIIIII ! C'EST SMIIIIIIIIITH, C'EST MOI, C'EST SMITH !!! »

Lorsque la société de télésurveillance m'a appelé, j'ai appelé SEAL. Il m'a expliqué qu'il avait retrouvé Smith mort de peur sous la table de la cuisine, agenouillé dans une mare de lait, des miettes de biscuits plein la figure.

Le lendemain, SEAL revient à New York et me fait asseoir dans notre salle de réunion pour me faire le compte rendu de son évaluation. Il affiche un air encore plus sérieux que lorsqu'il m'explique quel exercice de musculation ou quel parcours de run nous allons faire. Il est préparé.

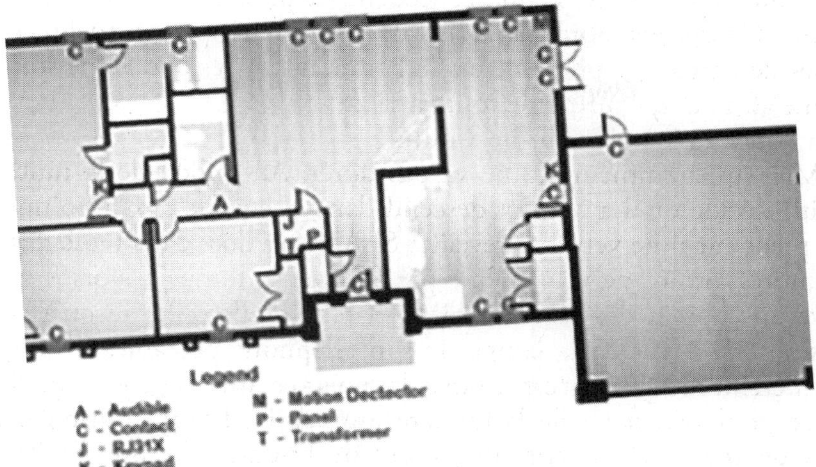

Résultats de l'audit de sécurité

« Mec, c'est n'importe quoi. Vous êtes complètement baisés là-bas. »

J'essaie de ne pas éclater de rire. « La maison est située au bord d'un lac magnifique, un lac tranquille. Même les cerfs se sentent en sécurité là-bas.

– Les cadres des fenêtres au nord-est sont gondolés. Le périmètre est exposé… trop de points d'entrée… trop de baies vitrées… »

J'essaie de jeter un coup d'œil à son compte rendu.

« C'est un endroit parfait pour un désastre, conclut-il.

– Vraiment ?

– Mec, je ne pourrais pas vivre là-bas. Impossible ! Je n'arrive même pas à comprendre comment Sara et toi pouvez vivre dans cette maison. »

Je n'ai sans doute jamais vu SEAL aussi animé.

« Whaou… Eh bien, qu'est-ce que vous suggérez ?

– Nous avons besoin de changer toutes les portes sur-le-champ. D'installer des systèmes de verrouillage sur toutes les fenêtres secondaires. Et d'installer des vitres pare-balles.

– Des vitres pare-balles ?

– Ouais, des vitres pare-balles.

– Est-ce vraiment nécessaire ? Il s'agit d'une maison avec vue sur un lac… au milieu de nulle part.

– C'est ESSENTIEL… Je vais contacter un gars que je connais et faire deviser tout ça. »

Le soir même, SEAL m'attend dans l'entrée de l'appartement quand je rentre du travail. Il tient un dossier dans la main droite. Il est tendu. Son visage est si impassible qu'il semble avoir été taillé dans la roche. Il ne dit pas bonjour. Il attaque tout de suite :

« Tel que je le vois, nous avons deux options, commence-t-il dans un murmure glacial.

– OK.

– Nous pouvons remplacer toutes les baies vitrées du rez-de-chaussée et de l'étage intermédiaire pour 450 000 dollars… ou on peut se dire *rien à foutre* et tout remettre à niveau pour 785 000 dollars, ce qui à mon avis est la solution évidente.

– *785 000 dollars ?*

– Ouaip, mais écoute ça, mec. Rambo pourrait se tenir dehors avec un M16… que tu pourrais lui faire un doigt d'honneur et lui gueuler "Va t'faire foutre Rambo"… Et il lui serait impossible de rentrer. Ce serait aux normes militaires. Ça fonctionne. À moins que Rambo ne se ramène avec un bazooka, tu pourras dormir tranquille en ayant l'assurance que tu es en sécurité. »

Sara rentre à son tour du travail et s'assied avec nous pour discuter des différentes options.

« Ma chérie, SEAL m'a montré son devis pour refaire les systèmes de sécurité de notre maison au bord du lac.

– Super, chéri, répond-elle alors que Lazer se jette dans ses bras.

– Il suggère que nous remplacions toutes les baies vitrées par des vitres pare-balles.

– OK, mon amour, acquiesce-t-elle tout en passant ses doigts dans les cheveux de notre fils.

– Il y en aurait pour 785 000 dollars. »

Mon épouse ne dit plus rien.

« Ton avis ?, je demande avec un sourire forcé.

– Eh bien, laisse-moi te poser une question, mon cœur. Quand as-tu vu pour la dernière fois quelqu'un se balader autour du lac de Candlewood avec un M16 ? »

Elle marque un point.

« Mon chéri, tu ne pourrais pas plutôt demander à SEAL d'installer des extincteurs dans toutes les pièces et de m'apprendre à me servir de l'alarme ? », sourit Sara.

Total de l'entraînement : 10 kilomètres

RENSEIGNE-TOI SUR MOI AVEC GOOGLE, ENFOIRÉ

Je n'aime pas les profiteurs. Si tu ne te sors pas les doigts du cul, on ne va pas très bien s'entendre.
– SEAL

Le lendemain….

Je reçois un coup de fil du plombier qui est venu vérifier le carrelage du hammam dans notre maison du Connecticut. La conversation se déroule plus ou moins ainsi :

« Bonjour, M. Itzler ?

– Oui, c'est bien moi.

– S'il vous plaît, dites à cet homme que je n'ai pas fait de recherche Google sur vous et que je vous aurais fait le même devis si vous aviez habité dans le Bronx.

– Pardon ?

– Je ne veux pas d'ennuis. Mais je voudrais que vous sachiez que j'ai contacté mon avocat.

– Pardon ?

– Je vais vous faire une remise de 30 %.

– Je ne sais pas de quoi vous parlez.

– OK, une remise de 40 %, bon sang ! Ça vous dérange que je gagne ma vie ? Moi aussi, j'ai une famille !

– Hein ? », je réussis à placer juste avant qu'il ne me raccroche au nez.

Il s'avère que SEAL s'était offusqué du prix que le plombier avait facturé et qu'il avait accusé l'artisan d'être allé sur Internet pour évaluer notre patrimoine et apprendre que nous habitions au 15 Central Park West, et qu'il avait ensuite essayé de surfacturer son intervention en se basant sur ces informations. La manière dont SEAL avait exprimé son désaccord avait consisté à marteler du poing le carrelage jusqu'à ce que celui-ci se fissure, tout en hurlant : « Tu t'es renseigné sur eux avec Google ! Tu t'es renseigné sur eux avec Google ! Eh bien, renseigne-toi maintenant sur moi avec Google, enfoiré ! »

« Je ne veux pas d'ennuis, avait imploré le plombier au téléphone. S'il vous plaît, je vous en supplie ! »

Jour 9

Privation d'oxygène

Entraînez-vous pour l'inattendu.
– SEAL

New York
-5 °C
0600

Cela ne fait qu'un peu plus d'une semaine… neuf jours pour être exact… mais j'ai l'impression que SEAL vit avec nous depuis déjà quinze ans. Ce n'est pas comme si nous avions échangé des bracelets d'amitié, mais j'ai le sentiment de le connaître un peu mieux. Il passe encore beaucoup de temps dans sa chambre la nuit, mais il se sent un peu mieux intégré dans nos vies au quotidien.

Aujourd'hui, je me suis réveillé avec des courbatures. « Le corps raide » serait plus approprié. Je n'ai jamais été du genre à m'étirer. Et je peux dire en toute honnêteté que je ne me suis jamais étiré au cours de toutes ces années où j'ai couru. Ni avant, ni après. Ce n'est pas que je sois contre, mais ce n'est tout simplement pas mon truc. Pourtant il va falloir que je fasse quelque chose aujourd'hui. Je suis en mode raideur et mon corps ne fonctionne pas normalement. Je tends le bras pour éteindre le réveil mais celui-ci reste bloqué à un angle de 90 degrés. Il est comme coincé dans une attelle imaginaire.

Pour me lever, je dois placer les mains sous mes jambes et les soulever l'une après l'autre hors du lit. En gros, je dois leur donner suffisamment d'élan pour qu'elles glissent sur le côté du lit et touchent terre. C'est dire combien je suis raide.

Au secours !

Après m'être mis en position debout, je me penche pour essayer de plaquer mes mains au sol. J'arrive à peine à descendre à hauteur de mes genoux. Cela me fait réaliser que SEAL non plus ne pratique aucun étirement. Quand nous nous entraînons, nous le faisons directement. Il n'y a aucun « échauffement » avant que nous ne partions courir, et il n'y a aucun étirement à l'issue de notre course. J'arrive finalement à sortir de ma chambre et je trouve SEAL dans le salon, écrivant quelque chose dans son minuscule cahier d'entraînement.

« SEAL, est-ce que nous allons faire des étirements à un moment ou à un autre de notre programme ? », je demande.

Il commence par hausser les sourcils. Puis son expression se mue en grimace. SEAL fait deux pas pour se rapprocher de moi, vraiment très près. Je peux sentir et entendre le souffle de ses narines. Je pense que j'ai remis en cause son expertise.

« Tu veux quoi d'autre, un putain de justaucorps ? Mec, on court, et après, enfoiré, on termine. C'est tout ce qu'on a à faire », répond-il.

OK puisque c'est comme ça.

Ainsi, à 0600, nous mettons le cap sur Central Park pour une nouvelle séance de run.

Pas d'étirement.

Aucune préparation.

Mon seul échauffement consiste à enfiler mes vêtements chauds.

J'ai pigé.

Il me faut cinq bons kilomètres pour me mettre en train, mais, de manière miraculeuse, une fois que nous avons trouvé notre foulée et commencé à transpirer, mes jambes commencent à se détendre. En fait, j'ai un peu l'impression de m'être transformé en un acrobate du Cirque du Soleil après avoir eu le sentiment d'être un pantin de bois – OK, c'est peut-être un peu exagéré, mais je me sens bien. Vraiment bien. Bizarre. J'en fais part à SEAL tandis que nous courons, lequel me répond : « Jesse, j'en ai vraiment rien à foutre. »

Comme nous approchons de la fin de notre parcours, SEAL trouve un arbre pourvu d'une longue branche poussant à l'horizontale. Nous nous arrêtons. SEAL saute en l'air et enchaîne 25 tractions. Sans se balancer. Sans utiliser ses jambes pour trouver de l'élan. Vingt-cinq tractions parfaites. Il m'ordonne d'en faire dix.

« Même si tu dois marquer des pauses, fais-en dix. »

Je suis en nage après notre parcours de 10 kilomètres. J'en enchaîne six, puis je me laisse retomber au sol. Je me remets en position et en fais quatre de plus. Nous rentrons à l'appartement.

Je me prépare un bain chaud. Pendant que l'eau chaude commence à remplir la baignoire, je vide dedans toute une boîte de sels de bain Epsom et les mélange avec la main. Je ne sais pas si ce produit va faire effet, mais le fait est qu'il est censé apaiser les muscles douloureux. Les instructions rédigées sur la boîte stipulent de mélanger une spatule pleine pour deux litres d'eau, mais je me sens tellement raide que j'ai décidé de vider toute la boîte. Je me déshabille et m'immerge doucement pour m'habituer à la chaleur. J'attrape un magazine, pose les pieds sur le rebord de la baignoire et me détends.

Ça fait du bien de se donner à fond, mais je commence aussi à sentir et à voir des parties de mon corps défaillir. Il est beaucoup plus difficile pour moi de me lever le matin, d'autant que j'apprécie davantage mon lit, surtout quand je vois cette chaise en bois sur laquelle j'ai dormi. Mais je sais pourtant que je peux y arriver.

Quatre heures plus tard…

J'ai une réunion dans ma salle de conférence. Nous avons développé une idée pour un nouveau produit que nous avons baptisé « Sheets » et nous réfléchissons aux premières phases de notre stratégie. Les « Sheets » sont des petites lamelles solubles que l'on place sur la langue (à l'image des lamelles Listerine) et qui contiennent de la caféine, de la vitamine B12 et d'autres vitamines et nutriments. Nous avons l'espoir que ce type de produit puisse un jour concurrencer ou même remplacer les boissons énergisantes 5-Hour Energy ou autres produits similaires. Notre produit dispose de propriétés exclusives grâce à son mode de diffusion rapide de caféine et à son packaging.

SEAL assiste à la réunion. En tout cas… SEAL est présent à la réunion, mais je ne prétendrai pas qu'il y joue un rôle actif. Il écoute, mais je devine que quelque chose le turlupine. Il me regarde comme si quelque chose l'énervait. Quand les participants décident de faire une pause de dix minutes afin de consulter leur boîte mail, SEAL me demande s'il peut me dire un mot.

Trente secondes plus tard, nous nous retrouvons dans mon bureau.

« Ce matin, nous n'avons pas eu le temps de finir. Je me suis fait avoir.

– Pardon ?

– Nous avons couru. Nous avons fait des pompes. Nous avons fait des tractions. Mais nous n'avons pas fait d'abdominaux. Nous n'avons pas fini l'entraînement.

– Mais j'ai fait tout ce que vous m'aviez demandé !

– Eh bien maintenant, je te dis que nous n'avons pas fini et ça me fait chier. Alors, nous allons réparer ça. MAINTENANT !

– Maintenant ? Mais je suis au beau milieu d'une réunion.

– Non, t'es pas en réunion. T'es au milieu d'une pause. »

SEAL m'ordonne de poser le cul par terre, puis il place ses pieds sur les miens.

« Allonge-toi sur le dos », dit-il.

Il m'ordonne ensuite de redresser le buste jusqu'à venir toucher ses genoux. Je dois le faire cent fois. Au bout de 35 abdominaux, je dois m'allonger au sol tous les cinq mouvements afin de récupérer et de retrouver suffisamment de force pour faire les cinq suivants. Quand j'en ai terminé, je suis trempé de sueur. C'est à ce moment que Kish entre dans mon bureau pour m'annoncer que la réunion reprend.

SEAL et moi retournons en salle de conférence. Tout le monde me dévisage tandis que des gouttes de sueur perlent de mon front comme si un robinet avait été laissé ouvert. SEAL balaie l'assistance du regard et ressent visiblement la tension qui s'est installée.

« Jesse avait un truc en suspens, annonce SEAL. Il est désormais prêt. »

La réunion redémarre.

1800 (18 heures)

Dîner.

2000 (20 heures)

Douche.

2200 (22 heures)

J'entends des bruits provenant de la chambre de SEAL, comme s'il essayait d'y faire atterrir un hélicoptère. Je toque doucement à la porte. Aucune réponse. Je toque un peu plus fort. Rien. Je TAMBOURINE maintenant à la porte.

« QUOI ? », hurle SEAL.

Il ouvre la porte et je découvre aussitôt qu'une tente a été installée au sol. Elle n'est pas dans sa housse, mais elle a été montée comme s'il allait allumer un feu de camp et faire griller quelques marshmallows au beau milieu de mon appartement new-yorkais. La tente est reliée par un tuyau à une sorte de générateur.

« Que se passe-t-il ?, je demande sur un ton décontracté.

– Hein ?

– QU'EST-CE QUE VOUS FAITES ?

– Je me prépare à aller me coucher, répond-il.

– Ah, OK. C'est quoi ça ?

– Ça quoi ? »

Je lui désigne la tente.

« Ça ? C'est une tente.

– Aaaahh, c'est une tente…

– Ouaip.

– Je sais que c'est une putain de tente, mais pourquoi ?

– Parce que je vais dormir dedans cette nuit.

– Vous allez dormir dans une tente ? Dans la chambre ? Sur Central Park West ?

– Oui.

– Je peux vous demander pourquoi ?

– Privation d'oxygène.

– Hein ?

– Cette tente restreint l'apport en oxygène. »

SEAL referme la glissière et s'enferme dedans après avoir lancé : « Je m'entraîne moi aussi, mec. Éteins la lumière. »

J'apprendrai plus tard qu'il s'agit d'une tente hypoxique et que, une fois le générateur branché, celui-ci aspire l'oxygène hors de la tente afin d'aider le corps à produire plus de globules rouges. Il amène votre système cardiovasculaire à fonctionner comme si vous dormiez au sommet de l'Everest.

Je serais prêt à parier que je suis le seul habitant de New York à avoir un canot gonflable, une tente hypoxique et un SEAL dans son appartement. Je retourne dans ma chambre et j'ouvre la fenêtre. J'inspire l'air froid de New York qui pénètre dans mon appartement de Central Park. Ça fait un bien fou. En m'endormant, je songe à la privation d'oxygène dans la tente de SEAL et pense en moi-même : Je suis une vraie lavette.

Total de l'entraînement : 10 kilomètres, 10 tractions, 100 abdominaux

Jour 10

Le code d'honneur

Si vous voulez être poussé jusqu'à vos limites,
il faut vous entraîner jusqu'à vos limites.
– SEAL

New York
-6 °C
0500

Sara dort d'un sommeil de plomb. Mon fils Lazer est lui aussi endormi. Presque toute l'Amérique est endormie.

SEAL ne dort pas.

SEAL est dans le salon.

SEAL est habillé.

Le même T-shirt.

Le même short.

Il donne l'impression de s'être levé il y a déjà plusieurs heures. Frais comme un gardon. Imperturbable. En pleine forme et ne tenant pas en place.

Moi ? J'ai les yeux cernés. Je suis fatigué. Épuisé et énervé d'avoir dû me lever.

SEAL donne l'impression de ne rien avoir d'autre à faire que ça. Moi ? J'ai un million de pensées qui me traversent l'esprit avec cette histoire de Zico et l'espoir que Coke soit satisfait de notre travail. Je suis préoccupé par le lancement de notre nouveau produit, Sheets. Je me fais du souci. Il ne s'en fait pas.

« T'es prêt ? me demande SEAL.

– Allez vous faire foutre », je réponds.

Il est 5 heures du matin. Il est bien trop tôt. J'ai horreur de ça.

Je rencontre généralement une phase dans chacune de mes réalisations, qu'il s'agisse des affaires, de l'amour ou de la santé, où je finis par me demander : *Qu'est-ce qui m'a pris ?*

Je suis en train de traverser cette phase. Dormir sur une chaise, avoir les bijoux de famille en sang et manquer de me faire traîner en justice par un plombier n'était pas ce à quoi je m'attendais. Bien sûr, j'avais anticipé que les entraînements seraient difficiles, que je transpirerais à grosses gouttes et que je serais poussé à mes limites quand j'avais décidé d'embaucher SEAL, mais le reste ?

Je sais que mes amis pensent en ce moment que je suis cinglé, et pourtant ils m'ont déjà vu faire des trucs cinglés par le passé. Mais là, j'ai fait fort. Toute ma vie, j'ai choisi de ne pas suivre un chemin classique. Chaque fois que vous vivez un peu en marge de la normalité, les gens vous regardent : (a) avec une certaine admiration et (b) comme si vous étiez perché. Je ne me suis jamais soucié du regard des autres et c'est toujours le cas. J'ai un parfait inconnu qui vit chez moi dans mon appartement ; je me lève super-tôt et je pars courir tous les jours alors qu'il gèle. Je crois que certaines personnes aimeraient faire de même, mais qu'elles n'oseraient jamais. La volonté qu'il faut avoir pour continuer à le faire et la volonté qu'il faut avoir pour aller jusqu'au bout est ce que les gens prennent pour de la folie, et je suis en train de le payer, littéralement et métaphoriquement. Peut-être que je suis *vraiment* fou.

Je sais qu'il est normal de se poser des questions au sujet d'une décision, mais encore, encore et encore ? Il fait nuit noire et -5 °C dehors, mais bon Dieu ! Peut-être que je devrais siffler la fin de la récré. Lui donner son salaire du mois et lui souhaiter bonne route.

Je me souviens alors de la condition qu'il a imposée pour accepter la mission quand je l'ai embauché. Faire tout ce qu'il me demanderait de faire. SEAL a construit sa carrière sur le principe de l'honneur. Je ne peux pas faire moins qu'honorer ma promesse.

Je pars enfiler ma tenue de sport.

0515

C'est notre routine pour faire des pompes : en faire une puis demeurer en position haute pendant 15 secondes, redescendre pour faire 2 pompes, attendre à nouveau 15 secondes en position haute, et continuer ainsi jusqu'à en faire 10, puis poursuivre en faisant des pauses de 30 secondes. Pour les séries jusqu'à 16, 17 et 18 pompes, SEAL accepte que nous marquions une pause de 45 secondes entre deux séries. Quel homme ! Je fais des séries de 1 à 18 pompes jusqu'à en faire un total de 171. S'ensuivent 30 tractions (sans limite de chrono, aussi longtemps qu'il faut pour que j'en fasse 30 même si je dois lâcher la barre). Nous partons ensuite courir des fractionnés de 500 mètres. Nous courons à pleine vitesse sur ces 500 mètres, puis nous marchons pendant une minute. Nous courons ainsi pendant 3 kilomètres. Cinq cents mètres en courant… une minute en marchant.

SEAL m'annonce qu'il veut m'amener à courir 160 kilomètres par semaine.

Quoi ? Même lorsque je m'entraînais pour participer à des marathons, je ne courais jamais plus de 60 kilomètres par semaine. Cent soixante kilomètres par semaine me semblent présenter quelques dangers. C'est un truc à se briser les tibias.

Quoi qu'il en soit, j'ai tellement de courbatures à la fin de cette séance, en raison des pompes, que je n'arrive même pas me laver les cheveux.

SEAL n'en a rien à faire, pas plus qu'il ne se sent concerné.

« Si tu veux être poussé jusqu'à tes limites, il faut que tu t'entraînes jusqu'à tes limites. Si tu te blesses, tu te rétabliras. Il est où, le putain de problème ? »

Trois heures plus tard…

SEAL me convoque dans sa chambre pour un aparté. Il m'indique qu'il doit « s'absenter » pour trois jours. Je me dis que c'est vraiment lui qui fait les surprises… Il doit effectuer un déplacement professionnel et participer à un ultra-trail de 120 kilomètres. Je ne lui pose aucune question.

Il passe parfois des appels pendant la nuit, mais je n'ai aucune idée de ce dont il parle ou avec qui. Je l'entends de manière occasionnelle discuter au téléphone dans sa chambre derrière sa porte close, sur le ton du murmure. Ce n'est pas que je cherche à l'espionner, mais je dois passer devant sa chambre pour rejoindre celle de Lazer. Je n'ai jamais entendu de quoi il parlait au téléphone, mais ça ne m'empêche pas de m'interroger.

« Suis le programme pendant que je serai absent, me dit-il. Cours 10 kilomètres chaque matin et cinq le soir. Et n'oublie pas les pompes. Fais en sorte d'en faire 200 chaque jour. Je vais disparaître de ton radar. Fais ce que tu as à faire en suivant le code d'honneur. »

Bien reçu.

Je ne peux m'empêcher de me demander où SEAL se rend. Oui, bien sûr, il participe à des ultra-trails. Oui, bien sûr, il participe même à des compétitions Ironman. Il va sans doute faire un truc de ce genre.

Mais il pourrait tout aussi bien partir accomplir une mission secrète. Qui sait ? Mon esprit fourmille d'hypothèses.

Total de l'entraînement : 3 kilomètres en fractionné, 171 pompes et 30 tractions

DÎNER EN AMOUREUX ?

Je ne suis pas branché dîners assis et mondanités à la con.
Je suis branché recharge d'énergie et retour à l'action.
– SEAL

SEAL étant absent pour trois jours, Sara s'occupe de nous préparer un dîner en amoureux. J'y mets du mien également, mais Sara souhaite cuisiner – et elle est une formidable cuisinière. Ce sera l'occasion pour nous de rattraper le temps perdu et de parler des sujets qui nous intéressent, sans tabou, et de passer un « bon moment » ainsi que mon épouse aime dire. Je suis partant pour ça. J'ai négligé tous les sacrifices que Sara a bien voulu faire. Elle a accepté qu'un étranger vienne vivre avec nous. Et, bien qu'elle apprécie SEAL de plus en plus, nous n'avons eu aucun moment en tête à tête.

À 15 heures, elle m'appelle au travail pour me dire qu'elle va se rendre chez Whole Foods avec sa liste de courses pour le dîner. Elle cuisinera des burgers végétaux faits maison, des pâtes, une salade, des épinards à la vapeur, des patates au four. Tout ce que j'aime !

« 18h30 précises ! Sois à la maison à 18h30 *précises* », insiste-t-elle. Sara a tendance à se répéter quand il s'agit de choses importantes.

Je quitte donc le bureau à 18 heures. Mon appartement ne se trouve qu'à 20 minutes à pied de mon bureau. J'arrive avec 6 minutes d'avance.

Je passe la tête dans la cuisine : de la farine, de l'eau qui bout, des légumes. Ça s'annonce nickel.

« Ça a l'air super, chérie. Je peux te donner un coup de main ?

– Mets la table s'il te plaît et va chercher des bouteilles d'eau, répond-elle en souriant. Le dîner sera prêt dans quatre minutes. – Sara marque une pause. – Quatre minutes. »

J'attrape des fourchettes, des cuillères, des couteaux et deux assiettes. Je dispose l'argenterie sur le côté des assiettes sans ordre précis. Je ne trouve pas les serviettes et je ne veux pas déranger Sara. Il y a des toilettes à côté de la salle à manger. Je m'y rends pour dérouler près d'un mètre de papier toilette, que je déchire en deux avant de replier chaque section. Désormais, nous avons des serviettes ! Je déroule un mètre de plus au cas où. Je place deux des « serviettes » sous l'argenterie et le reste au milieu de la table.

« La table est mise, j'annonce.

– Formidable, répond-elle. Rejoins-moi et viens nous servir ! »

J'entre dans la cuisine avec nos deux assiettes. « Ça a l'air délicieux », fais-je en admirant le merveilleux repas que mon épouse a préparé. Je dépose un baiser sur son front.

« Je t'en prie, toi d'abord », fais-je en lui tendant son assiette.

Sara compose habilement son plat avec un peu de salade, un burger végétarien et des épinards vapeur. Son assiette semble tout droit sortie d'une photo en double page du magazine *Bon Appétit.*

« Chéri, tu me retrouves dans la salle à manger, me dit-elle en quittant la cuisine. Je suis si contente ! », ajoute-t-elle.

Tandis qu'elle s'éloigne, je commence à remplir mon assiette… tout en goûtant aux plats en même temps. Une cuillerée de légumes dans l'assiette… une autre directement dans la bouche.

J'ai hâte de m'asseoir et de dîner, mais la nourriture est comme un carburant pour moi. J'avale… Je ne mange pas. J'estime que rester assis trop longtemps à table est une perte de temps. J'aime rester debout quand je mange. Pourquoi pas… engloutir des calories aussi vite que possible… et passer à autre chose ? Avec cette mentalité gravée dans mon ADN, je commence à piocher dans mon assiette tout en me dirigeant vers la salle à manger. Tout d'abord, quelques miettes. Puis une poignée. Et c'est l'hallali. Je meurs de faim en raison de tout l'entraînement cumulé.

J'arrive dans la salle à manger.

« Chéri, tu ne t'es pas servi ? », demande Sara.

Je regarde mon assiette : elle est vide.

« Ne me dis pas que tu as déjà mangé tout ce qu'il y avait dans ton assiette ??? »

Je réponds par un hochement de tête négatif. Je ne peux pas dire non car j'ai la bouche remplie par un burger végétal.

Sur le coup, je ne sais pas quoi faire. J'ai déjà fini de dîner. À mes yeux, nous avons passé un super-rencard, non ? Je m'assieds et regarde ma femme dîner. Nous ne discutons pas beaucoup à table. C'est même plutôt calme. La possibilité que j'aie pu gâcher notre dîner s'immisce lentement dans mon cerveau.

Sara s'essuie la bouche avec sa serviette de papier toilette après avoir fini de dîner.

« Mon chéri, dit-elle en tenant un couvert entre son pouce et son index, ceci est une *fourchette* ! Une fourchette ! Il s'agit d'un ustensile qui sert à manger. Cela sert à piocher de la nourriture dans son assiette pour l'amener jusqu'à sa bouche sans en mettre partout. Les adultes utilisent généralement une fourchette lors de leurs repas. »

Elle replace la fourchette sur la table, puis lève la main et agite les doigts. « Et ça, ce sont des *doigts*. Les doigts servent à tenir une fourchette. Ils ne servent pas à ramasser des pâtes dans une assiette… à les malaxer pour en faire une boule… et à les manger comme une pomme. Répète après moi : Les *doigts*.

– Les doigts, je répète.

– Ne servent *pas*, continue-t-elle.

– Ne servent *pas*, je répète.

– À ramasser la nourriture.

– À ramasser la nourriture. »

Super-dîner en amoureux !

Trois ans plus tôt : premier rencard

J'imagine que je suis quelqu'un avec qui il est difficile de vivre.
– SEAL

La première fois que j'ai rencontré Sara, je l'ai entendue dire qu'elle allait organiser un événement caritatif afin de récolter des fonds pour subvenir aux frais de scolarité d'Africaines défavorisées.

Quand je suis rentré à New York, j'ai regardé ce qu'il en était de cette fondation. Elle avait pour nom la Sara Blakely Foundation, et l'événement en question avait été baptisé Give a Damn Party. L'argent récolté devait servir à aider des femmes africaines à s'inscrire à l'université. Je réservai une table pour dix convives à la condition que celle-ci soit située à côté de celle de l'organisatrice. J'appelai ensuite Sara pour lui faire part de mon étonnement à l'idée que nous soyons tous les deux d'aussi ardents défenseurs de la cause des femmes africaines défavorisées. Quelle coïncidence !

Le soir de l'événement, ma table se trouvait effectivement à côté de celle de Sara, mais j'avais été incapable de convaincre quiconque, en dehors d'un ami d'enfance, de prendre l'avion avec moi pour aller à Atlanta – nous ne serions que deux à notre table de dix. Le jour même, j'avais donc appelé le bureau de Sara et ils avaient complété mon plan de table avec des personnes que je ne connaissais pas. Je m'en fichais, je n'étais là que pour une seule raison (avec tout le respect que je dois aux Africaines défavorisées). Au final, je ne vis pas beaucoup Sara ce soir-là. En tant qu'organisatrice, elle n'avait pas beaucoup de temps à m'accorder. Mais elle savait que j'étais venu, et c'était ce qui comptait.

Je dois avouer que Sara m'intriguait déjà avant cet événement, mais mon intérêt envers elle ne fit que croître durant cette soirée. Elle était encore plus belle que la première fois où je l'avais rencontrée, et elle avait accompli son devoir d'hôtesse avec une assurance et une élégance incroyablement séduisantes. Elle avait organisé un très bel événement : sir Richard Branson était présent, la chanteuse Jewel et le groupe de rock Collective Soul se produisirent, mais pour être honnête, je ne prêtai guère attention à tout ce qui se passait autour de moi. Je n'arrivais pas à décrocher mon regard de Sara.

Peu de temps après ce gala de charité, je découvris – je ne me rappelle plus comment – que Sara avait rompu avec son petit ami du moment. Je lui envoyai aussitôt un mail et l'invitai à venir assister avec moi à la finale à quatre du championnat de basket, laquelle se déroulait cette année à Atlanta. Elle n'y connaissait rien au basket, mais il n'y a guère besoin de s'y connaître pour prendre du plaisir à assister à des finales universitaires de basket, et elle accepta.

Deux semaines plus tard, elle fit un déplacement professionnel à New York et je l'invitai pour un premier rendez-vous officiel. Je lui indiquai que j'avais réservé l'après-midi dans un spa et que nous irions manger des sushis pour le dîner.

« Formidable », avait-elle répondu.

En réalité, il aurait sans doute été plus juste de dire que nous passerions l'après-midi dans des bains de vapeur publics russes illégaux et non pas dans un spa. J'adore les saunas à température très élevée et cet endroit que je connaissais avait un sauna si chaud qu'il nous fallait porter un chapeau afin que les racines de nos cheveux ne brûlent pas. Sara fit son apparition après être passée chez le coiffeur, persuadée qu'elle allait se faire masser les pieds et bénéficier d'une pédicure. Au lieu de cela, elle fut conduite dans un vestiaire où une Russe aux mollets gros comme une bouche d'incendie lui donna une serviette en papier pour se couvrir. Seulement le bas. Sara ressortit du vestiaire les bras enroulés autour de sa poitrine afin de la dissimuler. Rappelez-vous, il s'agissait de notre premier vrai rencard.

Le sauna était réglé sur 85 °C. Ivan, le thérapeute russe, se présenta ensuite pour administrer son châtiment, le *platza*, consistant à nous fouetter les épaules avec des rameaux de chêne afin de générer une plus grande chaleur corporelle encore et de faire monter notre température interne jusqu'à un niveau insupportable. Au moment où il nous fut impossible de continuer à supporter la chaleur, il nous fit sortir pour nous conduire dans une pièce où il nous aspergea d'une eau glacée. Et ensuite, retour dans le bain de vapeur à 85 °C.

Ce fut si romantique…

Nous allâmes ensuite dîner.

Alors que je la dévisage dans ce restaurant japonais chic de

New York, je vois les cheveux trempés de Sara et son mascara qui dégouline sur son visage. La pauvre, elle donne l'impression d'avoir été ébouillantée. Cependant, elle ne se plaint pas une seule fois et nous passons un super-moment.

Sara et Jesse… La partie peut commencer.

Jours 11-12

(sans compter les jours où je me suis retrouvé seul)

Apprécier la souffrance

Je l'ai méritée. À présent, je vais en profiter.
– SEAL

New York
3 °C
0800

Je suis resté seul ces deux derniers jours, tandis que SEAL avait disparu, et je suis resté fidèle à son programme – parole d'honneur. J'ai couru mes 10 kilomètres le matin et mes 5 kilomètres le soir. Et 200 pompes entre les deux, à l'image d'un biscuit Oreo. Je me suis senti un peu solitaire en faisant mon sport sans lui. Non qu'il me manque, mais peut-être quand même un peu ?

Même chose aujourd'hui. J'ai fait mes 10 kilomètres ce matin. À 11 heures, mon téléphone sonne, et c'est SEAL. Il me dit qu'il est en route pour New York après avoir achevé son ultra-marathon de 120 kilomètres.

« Comment ça s'est passé ?

– Difficilement, me répond-il.

– Vraiment ? C'était si dur que ça, 120 kilomètres ?

– Il y avait des montées, explique-t-il. Le terrain était compliqué. »

Je connais suffisamment bien SEAL pour savoir que si la course était « difficile », qu'il y avait des « montées » et que le terrain était « compliqué »… c'est que ça devait vraiment être COSTAUD !

« Et… je me suis cassé les métatarses des deux pieds. »

Pardon ? Je n'ai rien dit. Costaud puissance vingt.

« Mais j'ai fini bien placé », ajoute-t-il.

Il a *fini* la course ?

« Qu'est-ce que vous allez faire ?, je demande.

– Qu'est-ce que tu veux dire par là ?

– Vous allez les faire examiner ?

– Examiner quoi ?
– Vos pieds.
– Pourquoi les faire examiner ?
– Parce qu'ils sont cassés.
– Réfléchis deux minutes, mec. Le médecin me dira qu'ils sont pétés. Mais ça, je le sais déjà. Pourquoi est-ce que j'irais perdre mon temps à aller chez le médecin et à le payer pour qu'il me dise que mes pieds sont niqués alors que je le sais déjà ? Faut que j'y aille. Je te rappelle. »

J'imagine qu'il n'a pas tort.

Une heure plus tard…

Je suis dans mon bureau, à l'appartement, quand je reçois un mail de SEAL, qui est en route vers l'aéroport :

Exp : SEAL
Dest : Jesse Itzler
Sujet : En route

L'entraînement continue.

Le mec s'est pété les os des pieds mais il peut toujours courir ? L'entraînement continue ?

23 heures

La porte d'entrée de l'appartement s'ouvre à la volée. C'est SEAL. Il possède une clé, mais depuis qu'il vit avec nous, nous fermons rarement à clé dans la journée. À quoi bon ? Il en va de même aujourd'hui, et il ouvre la porte en grand.

En pénétrant dans l'appartement, SEAL donne l'impression de marcher sur des tessons de verre. Il boite et souffre visiblement. Il est pieds nus et je peux voir que ses orteils ont bien morflé. Son gros orteil du pied droit a perdu son ongle, et il arbore quelques monstrueuses ampoules comme si ses pieds étaient couverts de raisin. Ouch.

« Mec… ça n'a pas l'air joli. Il faut faire quelque chose.
– Non, je vais juste m'asseoir sur le canapé et apprécier la douleur, dit-il. Je l'ai méritée, maintenant je vais en profiter. » Il éclate de rire.

Au début, je pensais qu'il voulait peut-être m'impressionner en se façonnant une image de cinglé. Comme s'il en faisait un peu trop, à la manière d'un acteur. Mais maintenant, tandis que je regarde ses pieds dévastés, je réalise qu'il ne surjoue pas son personnage. Il ne cherche pas à en faire trop. Il est vraiment comme ça. Il veut réellement prendre plaisir à la souffrance.

Le lendemain…

Je suis au bureau, occupé à rattraper du retard, quand je reçois un coup de fil de Mark Rampolla, le patron de Zico. Il va droit au but.

« Nous sommes nombreux au bureau à lire ton blog au sujet de SEAL, dit-il.
– Génial, je réponds. Merci pour la nouvelle.
– Ouais, on n'arrive pas à croire tout ce que tu fais. T'es cinglé. Tu dois être en pleine forme, mais en même temps tu dois être crevé.
– Oui, et encore OUI.
– En tout cas, on voulait savoir si SEAL souhaiterait devenir le porte-parole de Zico. Tu sais, en boire pendant ses ultra-trails et en parler, ce genre de truc… », me demande-t-il en laissant flotter ses mots dans l'air à la manière d'un panache de fumée blanche.

J'ai envie de dire à Rampolla que SEAL n'est pas du genre très communicatif, mais je lui réponds « Super-idée » et je lui dis que je poserai la question. « Je te rappelle », je conclus.

Je raccroche et partage avec SEAL la conversation que je viens d'avoir.

« Tu tiens un blog sur ce qu'on fait ?
– Ouais. Au début, c'était juste destiné à quelques amis qui aiment s'entraîner, mais ça commence à dépasser ce cadre. Ça devient assez populaire, mais pas trop non plus, je réponds.
– OK, cool, mais je veux rien avoir à faire avec toutes ces conneries. Rien du tout.
– Ça vous intéresserait d'être sponsorisé par Zico ?

– Je cours pour moi. Je ne cours pas pour des produits, Jesse. Je cours pour moi ! »

Nous en restons là.

Dîner
1730

J'entends la musique de *Rocky* jouer dans la chambre de SEAL. Le morceau passe une première fois, puis une deuxième fois. Et encore. Et encore. Par la suite, le morceau passe en boucle une bonne trentaine de fois. Qu'est-ce qu'il peut bien foutre, bordel ?

Je préfère ne pas toquer à la porte, mais je pressens qu'il se passe quelque chose de sérieux dans cette chambre. Je sens presque la chaleur irradier de la porte fermée. Je serais curieux de savoir.

Finalement, après s'être repassé le morceau en boucle une bonne trentaine de fois, SEAL sort de sa chambre. Il dégouline de sueur et laisse des traces de pas mouillés sur le sol.

« Tout va bien ? je demande.

– Deux cent cinquante pompes, enfoiré. Ouais, je vais bien. »

Sara nous rejoint dans le salon par curiosité. Cependant, je peux dire que l'air de curiosité affiché sur son visage se transforme rapidement en un air d'inquiétude. Quelque chose la tracasse. Vraiment. Je peux lire sur son visage qu'elle essaie de me faire comprendre quelque chose. Elle me fait parvenir une espèce de message télépathique mari-femme à travers son froncement de sourcils et son expression faciale, mais je n'arrive pas à le déchiffrer clairement. Je me demande si j'aurai au moins un bon point pour avoir compris qu'elle essayait de me faire passer un message codé subliminal.

Elle arrête alors de me fixer pour abaisser son regard en direction du sol. Elle le balaye au ralenti, en entraînant mon regard avec le sien. Et c'est alors que je vois une mare de sueur se répandre de plus en plus sur notre tapis de soie d'Orient. C'est un tapis qui s'est transmis de génération en génération et que Sara a reçu en héritage de sa grand-mère. Avec chaque seconde qui passe, la mare de sueur s'étend comme s'il pleuvait à cet endroit… au beau milieu du tapis familial. Alors que SEAL est assis sur notre canapé, de la sueur goutte de son nez pour atterrir directement et de manière régulière sur le tapis.

Je file aussitôt dans la salle de bains et récupère deux serviettes, une pour SEAL, une autre que je dispose sur le tapis. Je vais avoir des ennuis.

Sara me demande de la rejoindre dans notre chambre.

« Fais en sorte que ça ne se reproduise jamais ! m'assène Sara. Je suis sérieuse. » Elle m'annonce cela sur un ton encore plus terrifiant que celui de SEAL. Il concurrence même le regard silencieux de ma mère. « Jamais », répète-t-elle.

Trente minutes plus tard…

Il est 20h30 et nous entamons le premier entraînement de la journée (en tout cas, en ce qui me concerne). Nous faisons plusieurs séries de pompes de 1 à 18, pour un total de 171. Nous prenons ensuite l'ascenseur pour rejoindre la salle de gym au sous-sol. Les résidents y ont accès 7 jours sur 7, 24 heures sur 24. Il y fait noir comme dans un four quand nous entrons, mais j'allume aussitôt la lumière.

Je n'avais jamais couru sur un tapis de course avant de faire la connaissance de SEAL. Je suis de l'ancienne école, le genre à lacer ses chaussures et à sortir courir dans la rue. SEAL pense que le tapis de course est un bon instrument car il est contrôlable. Ouais. Comme le supplice chinois de la goutte d'eau.

Il me fait marcher pendant 5 minutes sur une pente à 12,5 % à la vitesse de 6,5 km/h. Il réduit ensuite la pente à 3 %, mais il me fait faire :

500 mètres : 10,4 km/h
500 mètres : 14,8 km/h
500 mètres : 10,5 km/h
500 mètres : 15 km/h
500 mètres : 10,5 km/h
500 mètres : 15,3 km/h
500 mètres : 10,7 km/h
500 mètres : 15,6 km/h

Environ trois heures plus tard (23h30)

SEAL me dit qu'il est temps de passer aux abdominaux. J'ai l'impression de devoir me préparer à je ne sais quelles épreuves en essayant de faire deux fois plus d'exercices que d'habitude avant minuit.

Il surveille si je fais bien mes mouvements. En remontant jusqu'en haut, en descendant jusqu'en bas, aussi vite que possible, sinon ça ne compte pas.

44 abdominaux sans aide (« sans aide » signifie sans aide, mais avec lui qui gueule)

1 minute de repos

44 abdominaux sans aide

1 minute de repos

44 abdominaux sans aide

1 minute de repos

Total : 132 abdominaux

Les pompes :

15 séries de 7 (temps limite d'une minute par série) : total de 105

Repos entre les séries : une minute trente

12 séries de 9 (temps limite de 50 secondes par série) : total de 108

Repos entre les séries : une minute trente

10 séries de 10 (temps limite de 45 secondes par série) : total de 100

Total : 313

Je suis *vanné*. Mais j'ai tellement fait le plein d'endorphines que je suis incapable de trouver le sommeil. Je n'ai jamais fait de sport aussi tard le soir de toute ma vie. Je suis plutôt du genre à faire du sport tôt le matin.

SEAL me rejoint et m'ordonne de régler mon réveil sur 7h30. Nous commencerons l'entraînement demain matin à 8 heures précises. Je prends cependant la liberté de régler mon alarme sur 7h45. Je veux gratter ces quinze minutes de sommeil supplémentaires. Je réalise alors que SEAL n'a pas de réveil. Et pourtant, il ne se réveille jamais en retard. Il est toujours déjà réveillé quand je me lève. En fait, maintenant que j'y pense, je ne l'ai jamais vu dormir. Je ne l'ai jamais vu bâiller, jamais vu s'étirer, jamais vu fermer les yeux ne serait-ce qu'un instant. Ce mec est un robot.

Total de l'entraînement : 5 minutes de marche sur une pente fortement inclinée, 14 kilomètres de course (dont 4 en fractionné), 132 abdominaux, 484 pompes

Jour 13

Vendredi de malades

Chaque jour doit poser un défi,
sinon ce n'est pas un jour normal.
– SEAL

New York
-6 °C
0800

Il s'est écoulé moins de huit heures depuis que j'ai fait mes 484 pompes. Cinq heures depuis que je me suis endormi. Quand je me lève, SEAL est déjà réveillé. Je veux dire par là *complètement réveillé*. Il m'indique qu'il est déjà sorti pour reconnaître notre parcours de ce matin, évaluer le terrain, se l'approprier.

« Le terrain ?

– Ce n'est pas une journée comme les autres à Central Park, dit-il.

– Non ?

– Non. Personne n'a le sourire aux lèvres. Il n'y a que quelques traînards qui courent dehors. Un gars promène son chien. J'ai croisé un livreur.

– D'accord.

– Non, pas d'accord, continue-t-il. Il n'y a que des tarés dehors, mon pote. Que des cinglés… C'est un vendredi de malades. »

Je ne suis pas sûr de comprendre ce qu'il entend par là.

Je me dirige vers la porte en même temps que SEAL qui boite.

Nous décidons de courir à une vitesse de 12 km/h, mais SEAL souhaite que nous courions sur un terrain vallonné, sur la partie arrière de Central Park, au niveau de la 110e Rue. Nous prenons donc cette direction et, quand nous arrivons sur place, nous commençons à faire des boucles. La pente ne se prolonge que sur 400 mètres, mais elle est vraiment très inclinée. Tenir à la vitesse de 12 km/h pose un véritable défi.

Alors que nous grimpons en courant, mes 484 pompes de la

veille se font atrocement sentir au niveau de mes épaules. Je veux dire par là que je souffre le martyre.

Je laisse pendre mes bras sur mes flancs afin d'essayer d'apaiser la douleur de mes épaules. Ils ne sont pas raides. Ils sont au-delà de la raideur. J'essaie toutes sortes de techniques pour calmer la douleur. *Rien ne fonctionne.* À l'issue de notre jogging, je me penche en avant, la respiration coupée et le souffle court. Mes bras pendouillent comme s'ils étaient morts. J'ai besoin de leur accorder un jour de repos.

« Comment vont tes épaules, enfoiré ? », demande-t-il.

Je ne prends même pas la peine de répondre.

« Ce soir, on fera d'autres pompes. Je vais mettre tes épaules à l'épreuve », déclare SEAL en passant devant moi en boitant. « Sois prêt. »

13 heures

Comme j'ai décidé aujourd'hui de travailler depuis mon appartement, SEAL se détend dans sa chambre tandis que je passe des coups de fil. Je suis incapable de soulever quoi que ce soit (même mon portable) car mes épaules me font un mal de chien, et je n'exagère pas. SEAL passe me voir dans ma chambre.

« Je descends à la salle de gym m'entraîner un peu.

– OK », je réponds.

Deux heures plus tard

SEAL revient à l'appartement en levant les mains et en me montrant ses paumes de mains. On dirait qu'il est tombé de bicyclette et qu'il a amorti sa chute avec les mains. Il a les paumes des mains râpées.

« Que s'est-il passé ?

– J'ai battu mon record de tractions.

– Combien en avez-vous fait ?

– Cinq par minute pendant deux heures.

– Vous venez d'en faire 600 ? Maintenant ? Juste comme ça ?

– C'est bien ça, alors rien à foutre de tes épaules, me dit-il. Quelle que soit l'épreuve que tu peux traverser, il y aura toujours quelqu'un qui souffre plus que toi. Tu dois apprendre à traverser cette épreuve. Quelle qu'elle puisse être… Pense à autre chose et bouffe ta merde. »

J'imagine qu'il a voulu dire un truc du genre « Souffre en silence », mais je ne lui fais aucune remarque. « Bouffe ta merde » me convient !

2200

SEAL a passé tout l'après-midi et la soirée dans sa chambre. Je n'ai aucune idée de ce qu'il a fait, et il n'est pas venu me voir une seule fois. Est-ce qu'il est en colère contre moi ? Je n'ai pas osé aller le déranger ; qui irait troubler le repos d'un géant endormi ? Alors que la nuit s'avance, je réalise que je suis moi aussi crevé. En plus, j'ai besoin de laisser mes épaules au repos. Je me glisse dans le lit tout habillé et m'endors sur le coup de 22 heures. Complètement claqué.

À minuit trente, mon alarme de réveil retentit. Je n'ai jamais réglé mon alarme sur minuit trente. Je sais que mon épouse ne l'a pas fait. Et je suis certain que Lazer ne l'a pas fait non plus.

« Des bonbons ou un sort ! », s'exclame SEAL.

Il est assis sur une chaise dans ma chambre, à environ 1,20 mètre de mon lit, habillé en tenue de sport. Je crois qu'il mange une banane. Je me frotte les yeux pour avoir la certitude de ne pas rêver et, malheureusement, je ne rêve pas. Je suis encore plus terrifié que la première fois où j'ai vu *Le Silence des agneaux*. La seule chose qui pourrait être pire encore, c'est qu'il me dise de *mettre la crème dans le panier*[1].

Il se rapproche de mon matelas, se penche vers moi de manière à ce que sa bouche vienne effleurer mon oreille et commence à me murmurer les paroles d'un des tubes du groupe de hip-hop Geto Boys : *« La nuit, je ne trouve pas le sommeil… Je me tourne et me retourne… »*

Je fais mine de continuer à dormir, mais il répète ces paroles encore et encore… de plus en plus FORT… jusqu'à ce que je finisse par me lever.

1. Dans le film *Le Silence des agneaux*, le tueur en série Buffalo Bill ordonne à la jeune fille qu'il a séquestrée au fond d'une fosse de « mettre la crème dans le panier » après s'en être enduit le visage (afin d'avoir la peau lisse quand il voudra l'écorcher plus tard).

Nous sortons dehors. Nous sommes au beau milieu de la nuit. En fait, c'est plutôt le début du milieu de la nuit. Il est une heure du matin.

Il fait environ -7 °C, mais le ressenti est plutôt de -20 °C en raison du vent. Nous courons 5 kilomètres dans la partie basse de Central Park, nous effectuons 40 jumping jacks[1], puis 10 pompes, et nous recommençons. Nous faisons 20 séries de jumping jacks et de pompes en 15 minutes. Cela fait un total de 800 jumping jacks et 200 pompes en *15 minutes* !

Il n'y avait pas une seule âme qui vive dans tout Central Park pendant que nous nous sommes entraînés. Pas un civil. Pas un policier. Pas même un écureuil. Je suis couvert de bleus et épuisé. La seule chose qui pourrait me faire sentir plus mal encore, ce serait que SEAL me demande de le porter jusqu'à l'appartement.

Je ne lui en donne pas l'idée. Je veux juste me mettre au chaud. Qui diable s'entraîne à une heure du matin au milieu de l'hiver ?

Une fois rentré, je me déshabille et enfile un caleçon sec et un vieux T-shirt. J'attrape ensuite une doudoune dans un placard et me la mets sur le dos. J'ai eu si froid pendant toute la séance de jogging que cette doudoune est la seule chose qui trouve grâce à mes yeux. Je remonte la fermeture éclair jusqu'au col et me glisse dans mon lit. Je sais que je me trouve au 15 Central Park West, mais je pourrais tout autant être en mission en Serbie en plein hiver. Je regarde Sara : roulée en position fœtale au milieu du lit, elle serre son oreiller. Je bascule la capuche de ma doudoune sur ma tête et tire dessus jusqu'à ce qu'elle vienne recouvrir mes yeux. Je m'endors.

Total de l'entraînement : 13 kilomètres, 800 jumping jacks, 200 pompes

1. Sauts verticaux sur place avec les jambes et les bras écartés.

La femme dans la Honda

Tout le monde représente une menace potentielle.
– SEAL

SEAL et moi prenons la route de ma maison au bord du lac dans le Connecticut. J'ai besoin de m'assurer que mes canalisations n'ont pas gelé et de régler quelques trucs. Après avoir tout inspecté, nous nous apprêtons à repartir pour New York. Je demande à SEAL s'il peut prendre le volant afin que je puisse travailler pendant qu'il conduit.

« Bien reçu.

– Vous conduisez bien ?

– J'ai été bien entraîné. »

Nous prenons la route. SEAL est apparemment un conducteur prudent. Je remarque qu'il met même le clignotant pour sortir de l'allée de la maison. Je lui indique la gauche d'un hochement de tête afin de confirmer la direction de l'autoroute. J'attrape mon téléphone et regarde mes mails, puis lui fais signe de prendre à droite quand nous arrivons sur un embranchement. Je récupère un stylo dans la boîte à gants afin de prendre des notes. Nous finissons par arriver sur la grand-route.

SEAL pointe son doigt en direction de la première voiture que nous dépassons. Il recommence avec la voiture suivante. Comme si sa main était détachée du volant pour indiquer des directions. Il recommence encore. En plus de cela, il marmonne dans sa barbe d'une voix mélodieuse.

« Humhummmmhummm, chantonne-t-il tout en pointant du doigt.

– Le fait de pointer du doigt, c'est une sorte de… ?

– Oui, c'est une technique de conduite. Il faut désigner les cibles, toutes les cibles, répond SEAL en pointant du doigt un 38 tonnes.

– Mais ce ne sont que des civils. Des gars qui rentrent chez eux après une journée de travail.

– C'est ce qu'ils représentent à tes yeux. Pour moi, ce sont des cibles. »

Je jette un coup d'œil à la voiture que nous sommes en train de dépasser. Une mère est au volant, avec ses deux enfants qui regardent des vidéos à l'arrière. SEAL pointe son doigt sur elle.

« Tu n'as aucune idée de ce que cette femme dans la Honda pourrait être capable de faire, explique-t-il. Tu ne sais pas quel pourrait être son temps de réaction. Tu n'as aucune idée de ce qu'elle pense. Honnêtement, tu sais que dalle. »

Nous restons silencieux pendant une minute.

« Mec, tu veux reprendre le volant ? demande SEAL, qui sent mon malaise.

– Non, pas du tout. C'est juste que je n'ai jamais vu une technique comme celle-ci. Où l'on pointe du doigt toutes les voitures qui approchent.

– Tu fais trop confiance, mec. Il suffit qu'une seule mère soit énervée et BAM ! Ça peut arriver en une seconde. Une putain de nanoseconde. Tu te baisses pour attraper ton téléphone et KA-BOUM, tu te fais exploser. Tu dois penser de manière préventive et arrêter de chanter ces conneries d'Elton John, Jesse !

– Elton John ? »

Je n'ai aucune idée de ce dont il parle.

« Tu dois être au taquet, mec, dit-il. Être au volant, c'est comme dans un putain de jeu vidéo. Tu peux te faire bouffer en un éclair. Il faut faire super-gaffe sur la route. »

Jour 14

Porter pompier

Si tu ne sais pas faire la base, tu ne sais rien faire.
– SEAL

New York
-5,5 °C
0945

SEAL tient une dizaine de cachets dans la main, qu'il engloutit d'un coup. Il prend ensuite une gorgée d'eau, ouvre la bouche et les fait disparaître.

« Ahh », fait-il après les avoir avalés.

Je ne sais pas trop ce qu'il vient de prendre. Des vitamines ? Des médicaments ? Des comprimés d'iode dans l'éventualité d'une attaque nucléaire ? Qui sait ? Tout ce que je sais, c'est qu'il prend des cachets d'une taille monstrueuse en grande quantité à des horaires bizarres.

« On va rester à l'intérieur pendant 45 minutes, annonce SEAL.

– Pourquoi ?

– Tu verras », répond-il en souriant.

Nous prenons l'ascenseur jusqu'au sous-sol où se trouve un couloir d'environ 30 mètres de long. SEAL m'explique que nous allons pratiquer des « porters pompier ».

« C'est un exercice basique dans l'armée », me dit-il.

Il faut que je soulève SEAL par-dessus mon épaule et que je coure sur les 30 mètres du couloir du sous-sol, que je le dépose à terre, que je fasse 4 séries de 35 battements de jambes, que je bascule à genoux et enchaîne avec 25 pompes, puis nous interchangerons et ce sera à lui de me porter. Nous devons répéter toute la séquence à 14 reprises.

Au bout de la douzième fois, je suis lessivé. Complètement à plat. Je ne me suis sans doute jamais senti aussi mal de toute ma vie.

Devoir transporter SEAL sur l'épaule est infernal, mais être

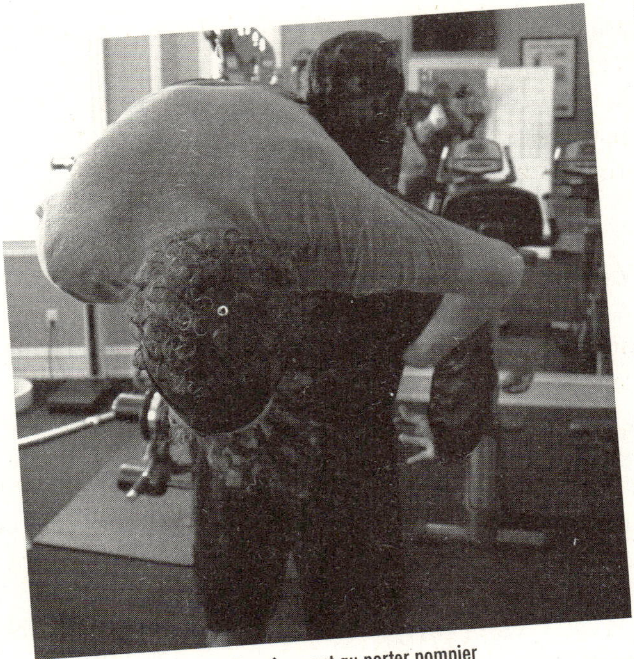

Entraînement au porter pompier

transporté par lui est encore pire. Imaginez tout le sang affluant vers votre cerveau alors que vous êtes transporté tête en bas. Sans compter que l'épaule de SEAL me broie le torse.

Au cours de l'une de nos séquences, la porte de l'ascenseur s'ouvre pour laisser sortir une résidente de l'immeuble. Je la reconnais, mais je ne connais pas son nom. Je l'ai déjà vue à la télévision et je crois qu'il s'agit d'une sommité de l'immobilier, mais qu'est-ce que cela peut bien changer à cette heure matinale ? Je réalise que les gens de l'immeuble doivent penser que je suis cinglé. Ils doivent se demander ce qui se passe. Il s'agit d'un immeuble où l'on croise plutôt des résidentes tenant un joli sac à main en bandoulière, avec un joli petit caniche à l'intérieur. Nous faisons tache dans ce décor. Ils voudraient savoir pourquoi Rambo réside désormais dans leur immeuble.

Quoi qu'il en soit, elle pressent qu'il se passe quelque chose de bizarre et elle nous observe tous les deux, d'un air à la fois inquiet et curieux. Elle accélère le pas en direction de la salle de gym. C'est un peu comme lorsque vous reconnaissez quelqu'un dans la rue et que cette personne réalise soudain qu'elle ne se trouve pas là où elle devrait être et presse le pas pour s'éloigner.

« Ça a l'air plutôt intense », lâche-t-elle en me croisant sur son chemin vers la salle de gym.

Plutôt intense ? Moi, je dirais plutôt excessif.

15 heures

J'entre dans mon bureau et découvre SEAL au téléphone. Il se balance dans mon fauteuil de bureau pivotant.

« C'est Garnett », m'explique SEAL. « Ouais, mec, reste zen », dit-il avant de raccrocher.

SEAL et Garnett sont apparemment restés en contact. Je n'ai aucune idée de la manière dont ils se sont procuré leurs coordonnées mutuelles, pas plus que je ne sais ce dont ils peuvent parler, mais je me réjouis qu'ils soient restés en bons termes.

SEAL se lève et je m'installe dans mon fauteuil pour allumer l'ordinateur.

« Pas besoin de faire ça maintenant, me dit-il.

– Comment cela ?

– Nous allons voir si tu as fait des progrès en burpees. Même exercice que d'habitude.

– Allons, mec, j'ai du boulot à faire aujourd'hui.

– Moi aussi. Alors enlève tes fringues et mets-toi au travail. »

Je me déshabille pour me retrouver en caleçon.

Un... deux... trois... Quatre-vingt-dix-neuf... cent !

Je souris intérieurement.

2218

Je rentre tard à l'appartement, à l'issue d'un match de basket des Knicks de New York. Je m'y étais rendu après le bureau, en parcourant à pied la distance d'une vingtaine de pâtés de maisons entre le bureau et le Madison Square Garden. Aujourd'hui, j'ai eu de nombreuses réunions, conférences téléphoniques, sans oublier le porter pompier qui m'a assassiné en début de matinée. Plus les burpees. Et pour finir ce trajet à pied jusqu'au match de basket.

Je suis à peine rentré et dans un état comateux que j'entends déjà :

« Allez, on va se faire 13 bornes.

– Non, mec, j'en peux plus… On fera ça demain matin.

– OK, si c'est vraiment ce que tu veux », répond SEAL en me regardant comme si j'étais un dégonflé.

Quand SEAL a voulu devenir SEAL, il pesait un peu plus de 130 kg. Il est impossible de devenir un SEAL quand on pèse 130 kg, lui avait-on affirmé. Alors, en moins de deux mois, il a perdu près de 50 kg. Je sais que cela peut sembler impossible, mais il s'est nourri de fruits frais et d'eau et s'est mis au sport comme un cinglé (bien évidemment).

Au cours de la formation SEAL, vous êtes soumis à quelque chose que l'on appelle la « Semaine d'Enfer ». Sur une période de cinq jours et demi, il ne put dormir que deux heures. À un moment donné, sa promotion avait à peine achevé un exercice dans l'eau glaciale de l'océan que leur instructeur leur ordonna de recommencer. Un SEAL en formation qui se trouvait à côté de lui fixa l'horizon d'un air absent. Il n'y avait aucune expression dans ses yeux. Ils étaient vides. SEAL surnomma cela « le Regard ». Le camarade de promotion leur tourna le dos et s'en alla. Il venait d'abandonner.

SEAL me dévisage comme si j'avais « le Regard ».

Je me ressaisis. Nous allons enfiler notre tenue de sport. Il fait -5,5 °C dehors. Je suis furieux à l'idée d'aller courir. Quand nous sortons dans la rue, je me retourne vers SEAL et lui lance :

« Allez vous faire foutre !

– Parfait, allons-y », répond-il.

23 heures

Nous commençons à courir en direction de l'Hudson.

Avant qu'il n'enclenche le chrono de sa montre et ne fasse réellement débuter le parcours, je plaide pour que nous ne fassions que 6 kilomètres. Il répond 13 kilomètres. Miracle, nous arrivons à nous accorder sur 10 kilomètres.

Je peux affirmer en toute honnêteté qu'il n'y a *personne* dehors, à l'exception de nous deux qui, à 23h25, courons sur la West Side Highway. *Vraiment personne.*

Alors que nous courons, je prends conscience que mes épaules me font un mal de chien en raison de l'entraînement de ce matin. Je cours en laissant mes bras pendre le long de mon corps. Je ne peux pas courir ainsi sur plus d'un kilomètre car cette position ne fait que me fusiller les cuisses (si vous ne me croyez pas, essayez donc de courir vite avec les bras qui pendent sur un kilomètre).

Je suis désormais confronté au choix suivant : encaisser une douleur insupportable au niveau des épaules ou courir comme un imbécile avec les bras qui pendent. Je choisis de continuer à courir comme un imbécile, notamment parce qu'il n'y a pas âme qui vive à l'horizon pour me voir dans cette position.

Au cours des 55 minutes que dure notre jogging, SEAL et moi n'échangeons pas une seule parole. Pas un mot. On se croirait dans *La Nuit des morts-vivants*. Il ne prononce qu'un seul mot :

« Demi-tour », annonce-t-il à mi-parcours.

Nous enquillons les 5 kilomètres suivants dans le plus grand silence. Il est minuit quand nous arrivons.

« Demain, on commence à 0600 », m'annonce-t-il quand nous entrons dans l'immeuble. « Va te reposer. »

Total de l'entraînement : 10 kilomètres, 100 burpees et 14 porters pompier

Jour 15

Tout est dans les pompes

Si tu dois en faire, assure-toi de bien les faire.
– SEAL

De New York à Atlanta
De -2 °C à 9 °C

J'entre dans la cuisine et remarque que SEAL arbore sur le visage un air que je ne lui ai jamais vu. C'est un mélange de colère et de confusion. C'est effrayant. Il est en train de se battre… avec lui-même.

« On va rajouter quelques kilomètres aujourd'hui », indique SEAL. « Non, on va se faire dix bornes tranquilles », se répond-il à lui-même. « Non, fait chier, on va faire dix bornes peinards, puis on va en rajouter trois AFAWC. »

Quand il prononce ce terme, on croirait entendre le canard de la publicité AFLAC prononcer le nom de la société d'assurances AFLAC, mais ce n'est pas le cas. Il s'agit bien de AFAWC : *as fast as we can* (aussi vite que possible).

« Ouais, enfoiré, on va faire dix bornes, puis trois autres AFAWC. »

Il fait -2 °C dehors. Je décide cependant de m'habiller aujourd'hui à la manière de SEAL et de ne porter qu'un short et deux T-shirts, mais en enfilant néanmoins deux paires de gants et deux bonnets. Débarrassé de mes couches superflues, je me sens léger et avale les kilomètres comme si je volais.

Nous effectuons les dix premiers kilomètres à la vitesse de 12 km/heure, puis nous accélérons sur les trois derniers à la vitesse de 13,2 km/heure. Dès que nous avons atteint le seuil des 10 kilomètres, SEAL m'a lancé : « On passe au-dessus de 13 km/heure » et il a accéléré. Il n'a même pas regardé sa montre ; il a simplement programmé son allure comme s'il avait enclenché le régulateur de vitesse d'une voiture.

Quand nous rentrons à l'appartement, j'épluche deux bananes

que je plonge dans le miel. Je les engouffre d'un trait et ne mets pas plus de dix secondes à les avaler. Je me sers ensuite un Zico et pars prendre une douche. Nous avons avalé les kilomètres sans effort et je me sens super-bien… Pas seulement en raison de notre parcours de course matinal, mais également en raison de la manière dont je progresse. En raison de la manière dont je tiens le coup.

Le truc marrant, c'est que SEAL ne m'a jamais adressé le moindre compliment, mais ça ne me pose pas de problème. Ce n'est pas comme si j'avais besoin de son assentiment, mais j'admets que ce serait encourageant. Ceci étant, je suis vraiment fier de moi. C'est comme si toute cette expérience me permettait de mettre à l'épreuve ma propre volonté… C'est la version ultime du « En suis-je capable ? »… et jusqu'à présent, je pense que je le suis.

J'en prends note.

Cinq heures plus tard…

Nous partons pour l'aéroport LaGuardia afin de prendre un vol Delta Airlines à destination d'Atlanta. Sara souhaite régler quelques affaires au siège social de Spanx demain et nous avons décidé hier que nous l'accompagnerions. Bien que nous ayons accès au programme de Marquis Jet, nous volons régulièrement sur Delta Airlines. SEAL ne se soucie absolument pas de la manière dont nous voyageons et semble complètement indifférent quant à l'endroit où nous nous entraînons, tant que nous ne lui réservons pas de PUTAIN DE SURPRISES. Désormais, je l'informe de chacun de nos déplacements au moins 24 heures à l'avance. J'ai hâte d'embarquer dans l'avion car cela va me permettre de lire ou d'écouter de la musique pendant deux ou trois heures. SEAL, lui, se contente de rester assis et de regarder devant lui pendant de tels vols commerciaux. Je ne saurais dire à quoi il pense pendant ce temps-là. En toute honnêteté, je n'ai aucune envie de le savoir. Cela me permet d'être tranquille. Je m'installe donc confortablement dans mon siège et réfléchis à ce que je vais pouvoir lire en premier.

Mais le vol d'aujourd'hui s'annonce différent. SEAL a envie de discuter.

« Bon, parle-moi de toi, demande SEAL.

– De moi ?

– Ouais, de toi.

– OK, fais-je en inclinant mon siège au maximum. Vous voulez que je vous raconte quelle partie de mon histoire : (a) Le Grand Poulet Rouge[1] ; (b) Ne les laisse pas te huer ; (c) Larry l'homme à la noix de coco ; (d) 1-800-PLAYMATE ?

– Quelle sorte de connard voudrait entendre une histoire au sujet d'un grand poulet rouge ?

– Ça ne parle pas vraiment d'un poulet, je réponds.

– Me fais pas chier avec ton histoire de poulet, m'assène-t-il. Je vais choisir l'histoire D, enfoiré. La D.

– Eh bien, j'ai quitté Los Angeles pour revenir à New York au cours de l'été 1992, après avoir compris que je ne produirais pas de deuxième album… »

J'ai alors eu l'idée de créer ma propre maison de disques, afin de pouvoir signer mes propres artistes. Je me suis donc associé avec mon ami Spit et nous avons baptisé notre label Riot Records. Pour être honnête, tout cela a l'air bien plus impressionnant que ça ne l'était en réalité. Pour commencer, je n'avais pas assez d'argent pour me louer un appartement, alors je dormais chez des amis, sur leur canapé. Ensuite, le premier contrat que j'ai signé ne s'est pas vraiment concrétisé comme je l'avais espéré.

L'artiste que nous avions signée était une femme qui s'appelait « Crystal », laquelle devait faire la double page centrale d'un magazine masculin à paraître. C'est Mike Ross qui m'avait soufflé son nom à l'oreille. Peut-être que j'aurais dû me méfier car lui-même n'avait pas souhaité la signer. Quand j'ai discuté pour la première fois au téléphone avec elle, je lui ai demandé de me chanter *Happy Birthday* en guise d'audition. Ce que j'ai entendu sortir du haut-parleur du téléphone évoquait plutôt un bronchiteux essayant de chanter *Old McDonald Had a Farm* en se faisant étrangler. D'un autre côté, elle allait faire la double page centrale de ce magazine…

Alors, j'ai accepté de travailler avec elle ! Encore une fois, l'idée était de mettre le pied dans la porte et d'aviser ensuite.

Crystal est arrivée avec de bonnes idées marketing. Elle avait négocié un contrat avec le magazine afin de mettre en place un concours qui, si vous achetiez son disque, pouvait vous permettre de gagner un rencard avec elle. Cette promotion se ferait sous la forme

1. Personnage du dessin animé *Dora l'exploratrice.*

d'une publicité dans ce magazine diffusé à plusieurs centaines de milliers d'exemplaires. J'avais la conviction que cette idée générerait de fortes ventes, ne serait-ce qu'auprès des adolescents boutonneux solitaires.

Un week-end, nous l'avons invitée à venir nous rejoindre dans la maison d'été partagée où nous nous trouvions, dans les Hamptons[1]. Elle n'avait probablement pas été informée des codes vestimentaires de cette région huppée car elle s'y baladait toujours seins nus. Je ne suis même pas certain qu'elle avait songé à emporter un T-shirt dans ses bagages. Ceci étant, sur une échelle de beauté de un à dix, elle méritait bien un quinze. Aucun de mes amis de la fac n'avait jamais rencontré quelqu'un comme elle. Elle ressemblait à cette fille canon qu'ils avaient inventée pour le film *Une créature de rêve*. Toute l'énergie sexuelle refoulée que l'on pouvait ressentir dans la maison m'a confirmé dans l'idée que ça allait être un super-projet.

Les parents de mon ami Spit possédaient une maison à la montagne et j'y déménageai tout mon matériel d'enregistrement. L'idée était de bloquer toute une semaine afin que nous puissions enregistrer son album sans être dérangés. Un soir, après une séance d'enregistrement, nous avons rejoint les parents de Spit pour le dîner dans leur salle à manger.

Tout s'est parfaitement bien déroulé : conversation courtoise et échange d'amabilités. Mais bientôt, le père de Spit a abordé le sujet de l'élection de Miss America, dont la cérémonie avait été retransmise la veille au soir à la télévision.

« Ils ont posé des questions assez difficiles, dit-il. L'une d'elles consistait à nommer la femme la plus influente du siècle dernier.

– C'est facile, répondit la mère de Spit. Eleanor Roosevelt. »

Crystal était restée silencieuse jusque-là. Elle avait fait une invitée parfaite malgré son soutien-gorge taille 85B qui testait les limites de l'élasticité de son T-shirt blanc à l'effigie du groupe Nirvana, mais elle était demeurée imperturbable pendant tout le dîner. Mais soudain, en entendant prononcer le nom d'Eleanor Roosevelt, elle décida d'intervenir.

« ELEANOR ROOSEVELT ????? Je ne pense pas qu'elle ait été aussi influente que ça, lança-t-elle.

– Et pourquoi cela ? s'enquit la mère de Spit.

1. Région de l'État de New York située à l'est de Long Island, regroupant plusieurs villes et villages connus pour faire partie des lieux préférés de nombreuses stars.

– Eh bien, elle n'a rien fait de plus que baiser un président », répondit Crystal.

J'ai cru sur le moment que Spit allait s'étrangler avec le morceau de pain qu'il était en train de mâcher. Quant à Mme Spit, elle arborait l'air horrifié de celle qui s'aperçoit qu'un de ses invités vient de chier sur la table de la salle à manger. Mais M. Spit, grâces lui soient rendues, s'est contenté de hocher la tête en laissant son regard flotter sur le visage de Kurt Cobain.

« Elle n'a pas tout à fait tort », déclara-t-il.

Nous avons fini par enregistrer le disque de Crystal. En attendant la parution du magazine dont elle devait faire la double page centrale, elle a décidé de se faire un peu d'argent en dansant dans un célèbre strip club de Manhattan. Un soir, elle a percuté Baba Booey (au sens propre), le producteur du talk-show radio *The Howard Stern Show,* lequel est tombé raide dingue d'elle. Entre deux danses lascives, il lui a indiqué qu'il souhaitait la voir passer dans son émission. Elle lui a donné mon numéro de téléphone. Quand il m'a appelé, il m'a indiqué qu'il y avait une condition. Elle devait participer à l'émission entièrement nue. « À partir du moment où elle sortira de l'ascenseur, elle devra être nue. » Après en avoir discuté avec Crystal, nous avons donné notre accord.

Je me suis dit qu'il fallait que je profite de cette émission pour en tirer le maximum, alors j'ai réservé un numéro d'appel gratuit 1-800 qui donnait la possibilité de prendre 300 commandes à la minute. Nous ferions payer 9,99 dollars le CD et nous partagerions les bénéfices. Crystal ferait donc la promotion de son album pendant le *Howard Stern Show,* elle communiquerait le numéro d'appel 1-800, et moi je resterais confortablement assis dans mon fauteuil à compter les commandes. Et roule ma poule !

Le jour où Crystal s'est rendue à l'émission, je suis resté chez moi pour l'écouter à la radio tandis que Spit l'a accompagnée jusqu'au studio d'enregistrement. Howard est devenu complètement cinglé dès qu'il l'a vue nue – il a annoncé qu'il n'avait jamais vu une femme aussi séduisante… JAMAIS ! Les choses n'auraient pu mieux se dérouler. Howard était à fond, vraiment drôle, et l'interview s'est même prolongée au-delà du temps imparti. J'avais déjà commencé à compter l'argent dans ma tête quand ils en sont venus à passer sa chanson à la radio. Enfin, Howard lui a demandé d'indiquer à ses auditeurs comment ils pouvaient commander son disque.

Nous avions répété plus de 20 000 fois la veille au soir ce qu'il fallait qu'elle réponde. Plus de 20 000 fois ! Nous avions fait tout ce qu'il fallait, sauf tatouer le numéro d'appel sur son corps… ou tout au moins sur la paume de sa main. Mais en réponse à la question de Howard, je n'ai rien entendu d'autre à la radio qu'un silence troublant.

Howard Stern : « Y a-t-il un numéro que les auditeurs peuvent appeler, Crystal ? Crystal ? Crystal ? »

Le silence.

De mon côté, je hurlais le numéro d'appel à mon poste de radio. Enfin, Crystal a fini par ouvrir la bouche, mais mon soulagement s'est rapidement mué en sentiment d'incrédulité absolu. Alors qu'elle s'exprimait à la radio dans le cadre de l'émission nationale ayant les plus fortes audiences du pays, elle n'a pas communiqué notre numéro d'appel gratuit 1-800, celui que nous avions maintes et maintes fois répété, mais elle a donné mon numéro de téléphone personnel comme étant celui où l'on pouvait passer commande, lequel a aussitôt commencé à sonner.

Oh mon Dieu, a-je pensé.

Bien que j'aie tenté le tout pour le tout, mes efforts pour prendre les commandes se sont révélés futiles. Les quelques appels que j'ai réussi à gérer se sont résumés à des commentaires stupides de lycéens ou à ceux de quelques obsédés sexuels. J'ai tout simplement cessé de décrocher.

Mon téléphone a continué de sonner sans interruption pendant trois heures. Puis, tandis que le nombre d'appels commençait enfin à décroître, l'émission a été diffusée en différé sur la côte Ouest. Le massacre a recommencé. Au final, nous n'avons pas vendu un seul CD, il m'a fallu changer de numéro de téléphone, et nous n'avons jamais distribué son album.

SEAL arbore l'esquisse d'un sourire sur son visage. Je crois qu'il a apprécié mon histoire.

« Tout l'argent que j'avais gagné avec mon propre album, c'est-à-dire environ 50 000 dollars, je l'ai perdu en quelques mois avec Riot Records, j'ajoute.

– Pouf !, résume SEAL. Dis-moi, t'es toujours ami avec Crystal ? »

18 heures

Nous atterrissons à Atlanta et gagnons l'aire de retrait des bagages. Une amie, Lisa, m'aperçoit et me rejoint pour me saluer. Elle ignorait, comme moi, que nous étions à bord du même vol. Je la présente rapidement à SEAL.

« Je sais qui vous êtes, dit-elle.

– Ah bon ? répond SEAL.

– Je lis le blog de Jesse », explique-t-elle en souriant.

SEAL, lui, ne sourit pas du tout. Il se contente de me dévisager d'un air sévère, en silence, puis il reporte son regard sur Lisa.

Elle lui tend la main, qu'il serre dans la sienne.

« Je sais également qui vous êtes. Vous occupiez le siège 14C, indique SEAL. Le type à côté de vous avait la peau mate et lisait le *Reader's Digest*. Je fais attention. »

Lisa me regarde d'un air de dire « Putain, c'est quoi ce délire ? »...

22 heures

Après nous être installés dans notre maison d'Atlanta, SEAL me convoque dans le salon.

SEAL estime qu'il n'y a pas mieux que les pompes pour se muscler. Il estime également que le secret consiste à bien les faire. Il y a plus de bénéfice à tirer de 10 pompes bien exécutées que de 30 pompes faites de manière incorrecte.

La bonne exécution : le dos droit, les fesses très légèrement relevées, la nuque raide (ne baissez pas la tête). Descendez jusqu'à faire un angle de 90 degrés avec les coudes, et assurez-vous que votre torse touche le sol. Remontez ensuite jusqu'en haut (jusqu'à ce que vos bras soient complètement tendus).

Nous entamons nos séries de 1 pompe à 18 pompes, puis de 18 à 1. Ainsi, la première série ne comporte qu'une seule pompe, avec un intervalle de repos de 15 secondes avant d'entamer la deuxième série, avec 2 pompes cette fois-ci, puis un nouvel intervalle de repos de 15 secondes, et ainsi de suite jusqu'à 18, puis après en mode décroissant. Au cas où vous aimeriez calculer le total de pompes, sachez que cela en fait 342. Afin d'arrondir le chiffre à 350, SEAL me demande d'en faire 8 de plus.

Nous terminons vers minuit.

Total de l'entraînement : 13 kilomètres (dont 3 AFAWC) et 350 pompes

La position parfaite

Je suis aux aguets. Toujours aux aguets. Même quand tu crois que je ne suis pas aux aguets, je suis aux aguets. Même en ce moment, je suis aux aguets.
– SEAL

Sara et moi sommes de sortie pour le dîner. Des amis possèdent un restaurant populaire au centre d'Atlanta qui a pour nom 10 Degrees South, et nous y avons réservé une table pour 19 heures. Le restaurant est décoré dans le style Afrique du Sud et sa cuisine est typique de ce pays. C'est un restaurant classe – pas de serviettes en papier, personne n'y dîne pieds nus –, mais pas prétentieux pour autant. Nous demandons à SEAL s'il souhaite nous accompagner.

« Bien reçu. »

Nous nous rendons au restaurant en voiture.

Je suis vêtu d'un jean et d'une chemise. Sara porte une robe, SEAL est habillé d'un T-shirt noir.

Il s'assied en bout de table, de manière à se retrouver dos au mur. Depuis cette place, il dispose d'une vue sur toute la salle de restaurant et nous indique qu'il a les issues en ligne de mire.

« J'ai la position parfaite », dit-il.

Notre table est située non loin de la porte à double battant de la cuisine, laquelle est lourde. Elle produit un petit *boum* à chaque fois qu'elle se referme, ce qui fait sursauter et se raidir SEAL.

« Tout va bien ?, je chuchote. Vous n'avez pas l'air à l'aise…

– Ouais, ça va. C'est juste tout ce boucan, répond SEAL.

– La porte ?

– Ouais, la porte. Ça me fout les boules.

– Vraiment ?

– On dirait à chaque fois une explosion, ou un truc du genre. Le bruit est fort, imprévisible, explique-t-il.

– Vous voulez que je leur demande de laisser la porte ouverte ?

– Non, je vais faire barrière au bruit.

– Vous savez faire ça ?

– Bien sûr. Même si un dirigeable Goodyear explosait ici, en étant concentré, vous pourriez faire abstraction du putain de bruit de l'explosion. »

Sara et moi échangeons un regard mais n'ajoutons pas un mot.

Un serveur rejoint notre table pour nous proposer les menus. Il nous désigne d'un geste les plats du jour affichés sur une ardoise et prend commande de nos boissons. Je n'ai jamais vu SEAL boire autre chose que de l'eau dans un restaurant. À la maison, il aime boire un milkshake « de conception militaire » que l'on peut « commander en ligne ». Il est composé d'un mélange de protéines et de glucides et aromatisé à la vanille ou au chocolat. Il s'agit de son « repas ». Vous pouvez en commander sur un site dédié.

SEAL observe le serveur tandis qu'il prend notre commande.

« SEAL, ça va ? »

En réponse, il chuchote :

« Mec, cet enfoiré-là, je ne lui fais pas confiance.

– Notre serveur ?

– Ouais, quoi qu'il prétende être, répond-il.

– Je suis plutôt certain qu'il s'agit tout simplement de notre serveur.

– Non, j'ai déjà vu ce film avant, mec. Je ne fais pas confiance à cet enfoiré.

– Qu'est-ce qui vous fait penser ça ?

– Eh bien, pour commencer, sa façon de se comporter : son sourire, son matos, sa démarche, son rire imbécile, sa grimace, sa tenue à la con.

– Je pense qu'il s'agit de sa tenue de travail.

– Rien à foutre, murmure SEAL. Ce type représente une menace.

– Whaou, je ne vois pas les choses comme ça.

– Vraiment ? – SEAL ouvre de grands yeux. – Tu ne vois vraiment rien ? Mec, il sait quand la caisse du resto est pleine, il sait à quelle heure ouvre ou ferme cet établissement. Il connaît tous les livreurs qui approvisionnent le restaurant. Tu ferais confiance aux livreurs, Jesse ?

– J'avoue ne pas m'être posé la question.

– Ah bon, tu ne t'es pas posé la question ? – SEAL affiche désormais un visage livide. – Tu sais qui pourrait foutre la merde ici ? Les livreurs ! Ils savent comment fonctionne ce restaurant. MEC ! Garde un œil sur ce bonhomme. C'est tout ce que j'ai à te dire. Garde-le à l'œil. »

J'observe notre serveur. À bien y réfléchir, il a en effet l'air un peu fourbe.

« Tout le monde ici est capable de faire quelque chose. Rappelle-toi ça, Jesse… TOUT LE MONDE ! »

Notre serveur revient bientôt avec notre commande. Je ne cesse de l'observer tandis qu'il dépose nos assiettes de crevettes papillon. Sara le tient également à l'œil, comme si elle non plus ne lui faisait pas confiance.

JOUR 16

RESTER LÉGER

On peut venir à bout de n'importe quel entraînement
car tout a une fin.
– SEAL

Atlanta
13 °C
0700

Tandis que Sara se rend au siège social de Spanx, SEAL et moi partons courir dans Atlanta. L'itinéraire est simple : 5 kilomètres sur Peachtree Road, demi-tour, puis retour à la maison. La journée s'annonce magnifique : il fait 13 °C, le soleil brille déjà, et la température ne fait qu'augmenter à mesure que le soleil monte dans le ciel. SEAL ôte son T-shirt et nous commençons à courir.

Peachtree est l'une des principales artères d'Atlanta. Il y a sans doute une dizaine de rues qui portent ce nom dans la ville, et je ne suis pas certain de pouvoir les distinguer les unes des autres, mais celle sur laquelle nous courons est bien la plus importante. Je ne suis toujours pas familier des rues d'ici, aussi, quel que soit l'endroit où je dois me rendre, j'emprunte cette artère. Je sais que je finirai bien par arriver là où je dois aller.

C'est quasiment l'heure de pointe et des embouteillages commencent à se former. Les voitures s'agglutinent aux feux rouges et la circulation est difficile. Le trottoir sur lequel nous courons ne se trouve guère à plus de 60 centimètres des voitures. Pour peu que je me hasarde à regarder à travers les vitres des véhicules que nous dépassons en courant, j'arrive à distinguer les imperfections des visages de leurs conducteurs. C'est dire si nous sommes proches.

Je sens le regard des conducteurs s'appesantir sur nous tandis que nous courons. Cela me met mal à l'aise, mais cela me pousse aussi à accélérer la cadence. SEAL, lui, n'en a rien à foutre. Il est si concentré sur la course que je ne pense pas qu'il ait remarqué la moindre voiture. Il doit pourtant en avoir conscience, non ? Il doit avoir conscience qu'il est aussi visible que le nez au milieu de la figure ? Une montagne de muscles taillée en V dans le corps d'un Afro-Américain qui court sur Peachtree ne passe pas inaperçue. Tout le monde a les yeux rivés sur lui.

À peine arrivée à son bureau, Sara entend déjà ses collègues parler du phénomène qui court sur Peachtree. Le siège social de Spanx emploie près de 200 femmes, dont la moitié sans doute a croisé la route de SEAL en se rendant au bureau ce matin. Alors, vous pouvez imaginer la vitesse à laquelle la nouvelle s'est répandue au sein du bureau.

Le quartier de Buckhead, où se trouve le siège social de Spanx, est plutôt fréquenté par une population homogène. Les hommes portent des costumes, ont quasiment tous la même coupe de cheveux et conduisent au choix l'une des trois mêmes voitures – Mercedes, Range Rover ou BMW. Alors, voir SEAL courir vêtu d'un simple short, le pas léger, en donnant l'impression que tout son corps a été sculpté dans le marbre… a pu sembler pour le moins intrigant… et n'a pas manqué de faire sensation.

Mon téléphone sonne… C'est Sara. Elle me dit sur le ton de la confidence : « Chéri, tout le monde parle de SEAL, en se demandant qui il est et d'où il vient. Qu'est-ce que je fais ? Est-ce que je leur explique que le "phénomène" vit avec nous ? »

1430

Après avoir pris un vol en fin de matinée, nous rentrons à New York et regagnons notre appartement.

SEAL accueille un livreur de FedEx à la porte. Il semblerait que ce soit Noël avant l'heure pour lui, ou peut-être pour moi. Il m'a commandé un gilet lesté de 23 kg de métal à enfiler pendant que je fais des pompes et afin « d'accroître le niveau de difficulté » pendant que je cours. On ne peut pas s'empêcher d'aimer SEAL. Je n'avais même pas conscience que j'avais besoin d'accroître le niveau de difficulté de mes entraînements. « C'est parti, enfoiré ! » gueule-t-il en sautillant sur place tandis qu'il ouvre le paquet. « C'est parti ! »

Je ne pense pas avoir jamais vu SEAL aussi excité – vraiment jamais. Il sort le gilet de son emballage et l'enfile. Il lui va parfaitement. Le truc ressemble à une veste-suicide. S'il devait entrer dans une

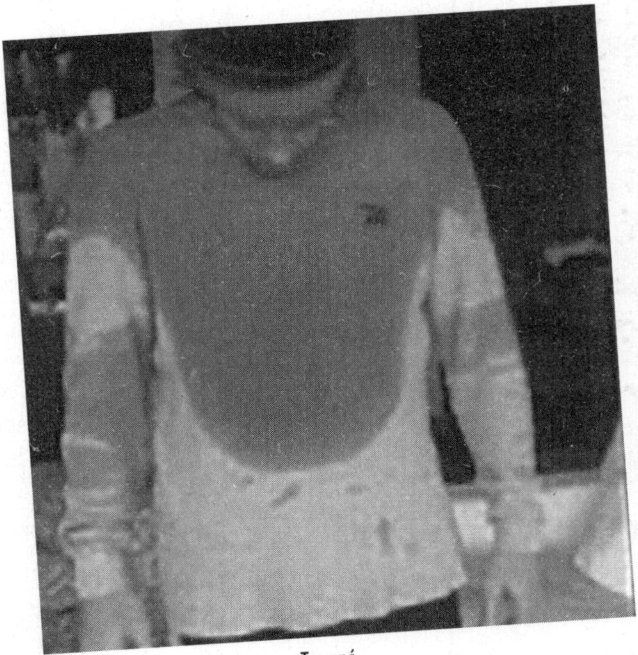

Trempé

banque en le portant, je suis certain que tout le monde plongerait à terre et que les employés lui donneraient la combinaison de la chambre forte avant même qu'il leur pose la question.

« Aujourd'hui, on va le tester », sourit SEAL.

Nous n'avons qu'un seul gilet et il nous faudra le partager, alors c'est moi qui commence.

Nous courons 5 kilomètres avec ces 23 kg additionnels sanglés à mon corps. Le gilet, qui n'est pas très bien équilibré, ne cesse de glisser d'une épaule à l'autre. C'est infernal et cela complique singulièrement la course.

C'est si douloureux qu'il me faut 33 minutes pour courir les 5 kilomètres. Chaque foulée est une véritable torture.

SEAL demande à porter le gilet. Nous échangeons et me voici libéré. Nous courons 5 kilomètres supplémentaires. Ils ne lui prennent / ne nous prennent que 22 minutes 30.

Total de la course : 55 minutes et 30 secondes.

Je rentre à l'appartement et m'affale sur le canapé. Je ne peux littéralement plus bouger.

Soixante minutes plus tard…

« Attrape le gilet, lance SEAL.
– Vous rigolez, je réponds.
– Pas vraiment, tranche-t-il. Attrape le gilet. »

Je vais chercher le gilet.

« Je ne peux pas », je lui explique. « Je dois garder Lazer. » Sara a du travail ce soir, alors je dois assumer mon rôle de parent.

« Emmène-le avec nous, répond SEAL. Aujourd'hui, nous nous entraînerons tous les trois.
– Mais il n'a que 18 mois, j'argumente. Et il fait -7 °C dehors.
– Emmène-le avec nous », insiste SEAL sur un ton ferme.

J'emmitoufle Lazer et nous partons courir.

Je porte le gilet lesté. Il pèse aussi lourd qu'un coffre-fort. SEAL manœuvre la poussette de mon fils à côté de moi.

Je tiens pendant 4 kilomètres avec le gilet. Il me faut 31 minutes.

J'ai couru des milliers de fois au cours de ma vie. J'ai participé à 18 marathons de New York d'affilée. Je me suis tapé des ultra-marathons de 160 kilomètres. Mais la course de ce soir est l'une des plus éprouvantes de ma vie. Aucun doute là-dessus.

Je m'arrête tous les 100 mètres et tombe à genoux pour ajuster mon gilet. J'essaie d'équilibrer la charge afin de préserver mes épaules. Tout ce poids me tue. J'ajuste à nouveau le gilet. Ça ne sert à rien. Dans le parc, les gens commencent à m'observer d'un air bizarre. Ils se demandent ce qui cloche chez moi. Ils voudraient aussi savoir pour quelle raison deux hommes équipés d'un gilet lesté promènent un enfant dans une poussette par une température de -7 °C.

Moi aussi, j'aimerais le savoir. Moi aussi…

À cette étape de la course, j'avoue ne plus avoir aucune solution. J'ai beau ajuster le gilet dans tous les sens, je n'arrive plus à soulager la douleur de mes épaules. J'en ai fini.

« Qu'est-ce qu'on fout là ? Tout ça est ridicule. Vous ne voyez pas que ça me fout en l'air ?
– Détends-toi, Jesse. Il faut que tu comprennes que tout a une fin. Contente-toi de faire avec et ça finira par s'arrêter. »

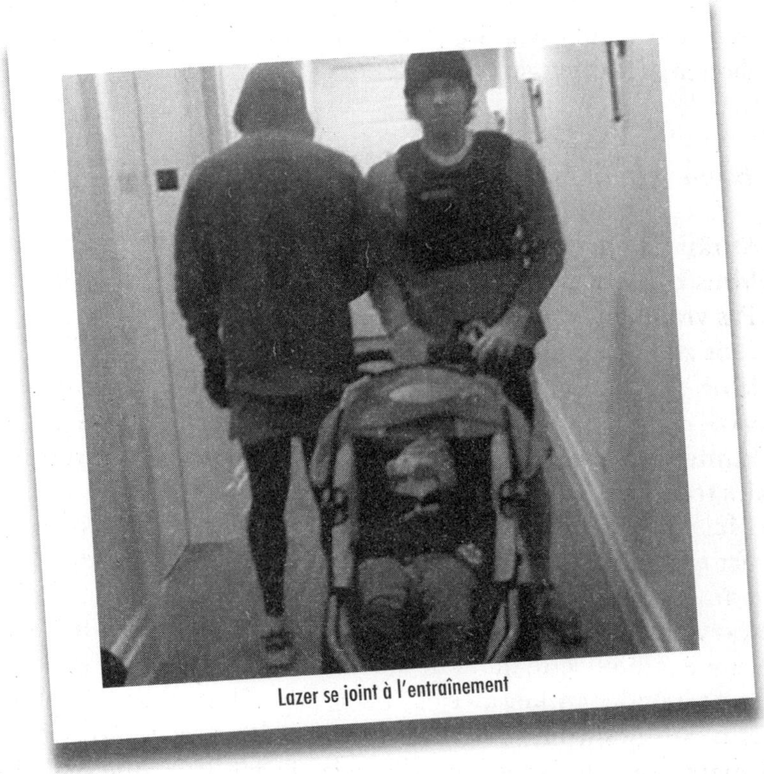

Lazer se joint à l'entraînement

Nous échangeons. SEAL enfile le gilet.
Nous courons sur quatre autres kilomètres.
À PLEINE VITESSE.

20 heures

Je meurs de faim. J'ai besoin d'un minimum de 10 000 calories. Peut-être parce que j'ai brûlé 10 000 calories aujourd'hui.

« SEAL, je vais commander quelque chose à manger. Qu'est-ce que vous voulez ?

– Tout va bien pour moi.

– Allons, vous devez mourir de faim ?

– Non, mec, tout va bien. Je reste léger. »

Je commande à manger pour trois personnes et commence à dévorer tout ce que je peux à peine la livraison faite. Je demeure affamé tandis que je m'empiffre sans prendre le temps de respirer.

SEAL, lui, grappille une banane et quelques amandes avant de rejoindre sa chambre.

« On se voit demain matin », me dit-il.

La bouche pleine, j'essaie de répondre « À demain », mais je recrache en même temps des morceaux de nourriture.

Sara m'appelle quelques minutes plus tard afin de voir si tout se passe bien. Elle demande à parler à Lazer, qui babille « Maman » dans le téléphone. J'écarte le téléphone de sa bouche, heureux qu'il n'ait pas encore appris à dire « Au secours ! »…

« Tout va bien, ma chérie… Tout est sous contrôle. »

Total de l'entraînement : 27 kilomètres
(dont 9 kilomètres avec un gilet lesté de 23 kg)

Jour 17

Kamikazes

Si un enfoiré a l'air cinglé, généralement cet enfoiré est cinglé.
– SEAL

New York
-8 °C
0500

Sting n'est pas dans la salle de gym quand nous y pénétrons, mais nous y retrouvons Bob Costas. Il se trouve sur le tapis de course, occupé à regarder les informations sur un minuscule écran. Je croise régulièrement Costas dans la salle de gym et nous aimons discuter sport entre deux exercices.

SEAL commence à préparer la salle de gym de la même manière qu'un organisateur de mariage arrangerait une salle de réception. Il dispose le banc de musculation dans une section, puis attrape la barre de traction et la déplace dans une autre section. Après une rapide évaluation, il déménage un matelas de mousse destiné aux abdos. Avant même qu'on ait pu le réaliser, nous nous retrouvons avec un circuit training parfaitement conçu.

Il m'explique le concept et nous commençons.

Haltère de cross training sur le banc de musculation : 15 répétitions de 16 kg, 12 répétitions de 18 kg, 10 répétitions de 20 kg, 8 répétitions de 22 kg, puis 6 répétitions de 24 kg.

Ensuite, nous passons au tirage horizontal prise serrée : 15 – 12 – 10 – 8 – 6 (poids moyen), soit 51 répétitions.

Puis ce sont les développés épaules : 4 séries de 10 (poids moyen), soit 40 répétitions.

Puis les triceps à la poulie devant : 15 – 12 – 10 (poids moyen), soit 37 répétitions.

Puis les curls haltères assis : 15 -12 – 10 (haltères de cross training de 11 kg), soit 37 répétitions.

Les abdos : 50… une minute de repos… Puis 50 battements de jambes : 50 battements de jambes de 4 secondes chacun.

Costas s'est détourné de son écran de télévision pour nous observer. Je pratique tous les exercices sans prononcer un mot. L'entraînement commence à porter ses fruits ; ce qui signifie que SEAL est vraiment concentré sur ma forme, tandis que je me sens plus à l'aise sur le plan technique. Je pense que Costas lui-même a remarqué l'amélioration. En tout cas, c'est ce que je crois. J'attrape ma serviette et nous quittons la salle.

SEAL pose la main sur mon épaule et lâche : « Bon travail. »

Mon premier vrai compliment !

0650

Il faut que je sois au bureau à 7 heures pour un petit déjeuner de travail (en tout cas, le gars que je rencontrerai prendra un petit déjeuner ; moi, je mangerai des fruits), mais SEAL me fait enfiler le gilet lesté. Il porte lui-même celui que nous avons emprunté à ce gars de la salle de gym. Je porte le mien sous ma veste ; SEAL porte le sien par-dessus son T-shirt. Nous traversons à pied Columbus Circle en direction de mon bureau qui se trouve sur Park Avenue. C'est un itinéraire plutôt agréable, mais nous attirons visiblement l'attention. J'imagine que nous avons l'air de deux porteurs de gilets explosifs tout droit sortis d'un film de J. J. Abrams. Épaule contre épaule, un Blanc, un Noir, marchant sur Park Avenue comme s'ils allaient faire exploser quelque chose juste pour le fun. Nous avançons d'un pas décidé.

« On fera comme ça désormais », annonce SEAL.

Je suis un peu inquiet. Non pas à cause du poids du gilet, mais parce que j'ai l'impression que nous allons nous faire arrêter par la police. Le 11-Septembre est encore dans tous les esprits et nous n'avons pas l'air d'avoir toute notre tête. J'ai peur que l'on nous ordonne de ne plus bouger d'un pouce et de lever les mains en l'air, et qu'une de mes connaissances me voie dans cette situation. Nous continuons à marcher.

Nous nous rendons à mon bureau à pied tous les jours quand nous sommes à New York, et quelque chose de curieux se produit pendant ces déplacements. Je passe la majorité de mon temps avec SEAL à m'entraîner, ou à me préparer pour l'entraînement, à récupérer après l'entraînement ou encore à parler d'entraînement. Ce n'est pas forcément très agréable ; ce n'est pas non plus la misère (même si ça l'est souvent), mais enfin cela manque un peu d'interaction humaine.

Cependant, la donne évolue un peu au cours de ces déplacements. Juste un peu.

Aujourd'hui, il me demande ce que je fais de mon argent. C'est-à-dire : est-ce que je l'investis ? Dans l'immobilier ? En bourse ? Il a fait quelques économies au cours de sa carrière militaire et il est curieux de savoir ce qu'il pourrait en faire. J'ai trouvé que cela lui donnait un côté « humain ».

Plutôt que d'entrer dans le détail de mes investissements, je lui cite ce que mon épouse aime à dire au sujet de l'argent : « L'argent ? C'est amusant d'en gagner, c'est amusant d'en dépenser et c'est amusant d'en donner. Il n'y a rien de plus à ajouter. » Il adore ! Il me regarde comme si Sara avait rédigé le discours de Gettysburg et que je venais de le réciter. « Putain, ouais, Sara ! », dit-il.

Alors, j'en rajoute une louche : « Sara aime considérer l'argent comme une grosse loupe. Si vous étiez quelqu'un de bien avant d'avoir de l'argent, alors l'argent vous rendra encore meilleur. Si vous étiez quelqu'un de généreux avant d'avoir de l'argent, alors l'argent vous rendra encore plus généreux. Mais si vous étiez un sale con avant d'avoir de l'argent, alors l'argent vous rendra encore plus con.

– Y a un putain de côté poétique dans tout ça, s'exclame SEAL. Sara ne déconne pas. »

Nous maintenons notre allure en marchant.

Tandis que la conversation s'éteint doucement, je réalise que SEAL semble très méfiant envers certains piétons que nous croisons. Tout à coup, il me lance : « On traverse la rue », puis « Je n'aime pas la manière dont les choses se présentent sur la 51e Rue aujourd'hui. »

Vraiment ?

Un jour, alors que nous nous rendions à mon bureau, SEAL nous a fait faire tout un détour par la West Side Highway, jusqu'à la 57e Rue, puis demi-tour vers mon bureau, ce qui a rajouté une bonne vingtaine de minutes de marche.

« Restons à l'écart de la Trump Tower aujourd'hui, a-t-il expliqué. Trump a trop fait la une des médias ces derniers temps. »

Nous parlons également sport au cours de ces déplacements, et il lui faut affronter les milliers de questions que je lui pose au quotidien. Si je lui pose une infinité de questions, lui ne m'en pose aucune. Il ne se sent pas concerné par ce que je peux accomplir sur le plan entrepreneurial, et il n'y a rien que je puisse faire sur le plan physique pour l'impressionner car il a déjà tout accompli sur une plus grande distance, plus rapidement et avec plus de force. Il n'y a donc rien qu'il puisse me demander.

Aussi, quand SEAL parle d'argent, la chose paraît un peu étrange. Il me semble pouvoir dire qu'il s'agit avant tout de curiosité. Ce n'est pas comme s'il cherchait à obtenir quoi que ce soit. C'est juste qu'il ne comprend tout simplement pas mon mode de fonctionnement. Pouvez-vous imaginer ce qui se produirait si nous devions échanger nos places pendant une semaine ? Comme dans l'un de ces films de Disney où deux personnes échangent soudain leurs enveloppes corporelles ? Je ne pense pas que nous arriverions à gérer la chose au début, mais je suis certain que nous finirions tous deux par apprendre de précieuses leçons de la part de l'autre.

SEAL ne manquerait pas de s'étonner de la manière dont sa vie est simple et la mienne compliquée. Il me faut au quotidien ma liste de coups de fil à passer, mon emploi du temps, ma valise, mon planning de rendez-vous, mes horaires, là où il n'a besoin que de sa carte d'identité militaire et de 50 dollars pour tenir toute une journée. Il n'a besoin de rien de plus pour vivre. Il ne possède pas de voiture, pas de maison, rien qui soit susceptible de le retenir quelque part. Moi, quand je m'envole pour une destination, je dois enregistrer ma valise. Lui, il s'est présenté à mon appartement avec un simple sac à dos. Un sac à dos pour 31 jours ! Nous avons des placards remplis d'affaires que nous n'utilisons jamais, des millions de photos que nous avons prises et que nous ne regardons jamais, des tonnes d'archives qui ne font que prendre la poussière. Lui, il excelle dans l'art de faire simple, et je dois avouer que sa simplicité ne manque pas de me séduire. C'est comme si je désirais ce qu'il a, mais tout en souhaitant conserver ce que j'ai.

SEAL me fait beaucoup cogiter au sujet de mon mode de vie, mais aussi au sujet du sien. Le mien semble ultra-calculateur ces derniers temps. Tout devient très compliqué. Mon attention se disperse dans de nombreuses directions. Je sais que cela pourrait sembler cliché, mais le voyage est plus important que la destination. Une fois que vous arrivez à destination, une grande part de magie s'envole. Je crois que je pourrais tout à fait me voir dans la peau d'un minimaliste, me contentant d'aller là où la vie me conduit.

J'apprécie ces promenades matinales avec SEAL.

14 heures

J'enfourne deux burgers végé MorningStar dans le four à micro-ondes et coupe quelques carottes pour mon déjeuner. SEAL est dans sa chambre, au téléphone. Je ne sais pas trop à qui il parle, mais il fait en sorte d'être discret. Avant qu'il raccroche, j'ai déjà eu le temps d'avaler mes deux burgers. J'en place deux autres dans le four.

« Tu n'as plus le temps, lance SEAL. C'est l'heure. »

Nous descendons à la salle de gym et débutons notre deuxième séance d'entraînement de la journée par une course fractionnée sur le tapis de course. J'attrape une serviette éponge et la pose sur le guidon car je sais que je vais en avoir besoin.

Marche pendant 5 minutes à 12 % de pente (5,6 km/h)
2 minutes 30 à 10 km/h
2 minutes 30 à 14 km/h
2 minutes 30 à 10,2 km/h
2 minutes 30 à 14,2 km/h

J'attrape la serviette et m'essuie le front. Je commence à transpirer. Ma sueur tombe à grosses gouttes sur le tapis et rend super-glissante chacune de mes foulées. Je suis convaincu que je vais m'envoler à la manière de George Jetson[1] chaque fois que je sprinte.

2 minutes 30 à 10,3 km/h
2 minutes 30 à 14,3 km/h
2 minutes 30 à 10,5 km/h
2 minutes 30 à 14,5 km/h
Marche pendant 5 minutes / récupération.

1. Personnage du dessin animé *Les Jetson*.

1-30 pompes[1] (Durée : 41 minutes).

À mi-parcours de l'exercice, je sens que je ne vais pas tarder à vomir mes burgers végétariens. Je sens un début de crampes, mais je pense pouvoir continuer à courir malgré tout. Alors que les crampes quittent la périphérie de mon ventre pour en gagner le centre, je crains qu'il ne s'agisse de gaz. Je pousse un peu. C'est bien un gaz. Je pousse un peu plus et une énorme flatulence jaillit de mon derrière. Comme si je venais d'expulser un cumulo-nimbus.

SEAL me regarde et fait « Pfffffttt », en reproduisant l'exacte tonalité de ma flatulence. Je continue à courir, mais commence à me tordre de rire sur le tapis de course. SEAL demeure imperturbable, se contentant de surveiller le rythme de ma foulée sur le tableau de bord électronique du tapis de course. Pas un sourire. Pas un rire.

Quatre-vingt-dix minutes plus tard... Vers 15h30

Je dois aller acheter des cadeaux chez Barneys, un magasin chic de Madison Avenue, à l'attention de Sara et Lazer, car la période des fêtes approche. SEAL m'accompagne car SEAL me suit partout où je vais. SEAL suggère que nous y allions en courant, mais je lui rétorque que je ne veux pas faire des courses en étant trempé de sueur.

« Alors, on pourra courir sur le trajet retour, dit-il.

– Mais nous aurons les bras encombrés de nos sacs de course, je réponds.

– Fait chier ! On va y aller en courant », conclut-il.

Alors nous traversons la ville au pas de course pour nous rendre chez Barneys. Comme j'ai conscience de devoir faire mes achats de Noël dans le quartier de l'Upper East Side de New York, j'ai voulu afficher un air respectable. J'ai donc revêtu la plus belle tenue de jogging que j'avais. Je tiens ma carte de crédit dans une main et un billet de 20 dollars dans l'autre, au cas où nous aurions besoin de rentrer en taxi. Quand nous arrivons au magasin, je suis déjà en nage. SEAL donne l'impression d'être arrivé en taxi. Il est frais comme un gardon.

1. Une série de 1 pompe, puis une série de 2 pompes, puis une série de 3 pompes... jusqu'à une série de 30 pompes.

Je dis à SEAL : « Pour faire vite, on va directement se rendre au rayon bijoux. » Mon épouse n'a besoin de rien, mais elle a besoin de voir que je fais un effort. S'il y a bien quelque chose que j'ai appris au sujet du mariage, c'est que le cadeau ne compte pour rien, c'est l'effort qui compte. Un peu à l'image de SEAL, j'imagine.

Tandis que nous regardons les bijoux exposés sous verre, je demande à SEAL ce qu'il préfère. « Mec, tout ça me paraît n'avoir aucun sens. Qui aurait envie de porter un bracelet en or en forme de serpent au poignet pour l'équivalent de plusieurs semaines de salaire ? » Il n'a pas tort.

« Je veux dire, tu bosses cent vingt heures pour aller t'acheter un bracelet ? À mon avis, c'est du délire. » Il n'a toujours pas tort.

Je sélectionne quelques bijoux (le sens de l'effort !) et demande à une vendeuse de bien vouloir faire un emballage cadeau avant de les glisser dans un sac. J'ai toujours mes 20 dollars à la main, mais nous allons visiblement rentrer en courant. Nous traversons à nouveau la ville au pas de course, cette fois-ci avec un sac Barneys au bras. Quelques kilomètres en bonus. L'air complètement cinglés une fois de plus. Deux adultes traversant Manhattan en courant, dont un portant un sac Barneys.

Total de l'entraînement : 5 kilomètres (25 minutes de fractionné sur un tapis de course), 465 pompes, 50 abdominaux, 50 battements de jambes et circuit training de SEAL : haltère de cross training sur le banc de musculation, tirage horizontal prise serrée, développés épaules, triceps à la poulie devant, curls haltères assis

Jour 18

Cinq minutes peuvent faire la différence

Ne te laisse pas aller au confort. Jamais.
– SEAL

New York
-6 °C
0700

Miracle des miracles. Ce matin nous ne faisons rien.

« Hé, Lazer, lui dis-je alors qu'il est assis dans sa chaise haute. Que dirais-tu si papa restait ce matin à la maison pour jouer ? »

Le sourire de Lazer illumine la pièce. Nous commençons tout d'abord par jouer avec ses figurines, puis nous nous attelons sérieusement à un jeu de construction. Je passe deux bonnes heures sans penser à rien d'autre qu'à ériger un gratte-ciel.

« Tu crois qu'on devrait le détruire ? », je demande à Lazer.

Et avant même qu'il ait fini de dessiner un sourire sur son visage, le gratte-ciel de briques s'écroule.

« On va le reconstruire », dis-je.

1145

SEAL nous rejoint. Cela me fait penser qu'il est presque midi et que j'ai un rendez-vous aujourd'hui à 12h30 avec l'équipe des ventes de Zico. Je dépose un baiser sur le front de mon fils avec un gros smack et me dirige vers la porte en compagnie de SEAL.

J'enfile un manteau chaud et mon bonnet de laine floqué Knicks. SEAL ne porte qu'un T-shirt et un jean. Il rentre la nuque dans ses épaules et glisse ses mains dans ses poches tandis que nous marchons dehors pour aller à mon bureau. Il doit avoir froid. C'est quelque chose d'inhabituel pour lui. Je n'ai jamais vu son corps ainsi auparavant.

Nous marchons sans faire le moindre détour, ce qui est également inhabituel. Sara a convaincu SEAL que les gilets lestés étaient une mauvaise idée, alors nous avons l'air de simples civils. J'imagine que SEAL ne pense pas qu'un problème puisse surgir sur notre trajet aujourd'hui. À moins qu'il n'ait songé que changer nos habitudes nous rendait moins facilement repérables. Quoi que ce puisse être, c'est un trajet maison-boulot tout ce qu'il y a de plus normal – un trajet direct.

En atteignant le carrefour de la 57e Rue et de Broadway, nous devons attendre que le signal piéton passe au vert.

« Est-ce que tous ces rendez-vous que tu as t'angoissent parfois ? Genre, que se passe-t-il si les discussions ne vont pas dans le sens espéré ?, me demande-t-il.

– Il ne faut jamais se laisser huer. »

L'un des sourcils de SEAL se soulève.

« Quoi qu'il puisse se passer, on ne doit jamais se laisser huer. Il faut garder le contrôle de la situation. »

Ses épaules s'affaissent soudain en position normale et il demande :

« Que veux-tu dire ?

– Je peux vous raconter une histoire ? », je demande.

Le signal piéton passe au vert.

« Bien sûr, du moment que ce n'est pas une histoire de grand poulet rouge », répond-il.

« OK, eh bien, après que mon clip a commencé à être diffusé dans l'émission *Yo ! MTV Raps*, j'ai entamé une tournée de promotion de mon CD. Mon premier single, *Shake It Like a White Girl*, commençait à passer sur les radios nationales. Alors que j'étais sur la route, j'ai reçu un appel de Mike Ross. Un tourneur l'avait contacté pour savoir si je voulais participer à un événement caritatif à Atlanta, nommé Increase the Peace. Apparemment, ce tourneur réunissait des stars – afro-américaines, mais pas seulement – dans le cadre de cet événement. Les plus grands rappeurs avaient confirmé leur présence. J'imagine que Vanilla Ice était occupé ailleurs, car ils m'avaient indiqué que je serais le représentant des rappeurs blancs.

» Le spectacle se déroulait au Georgia Dome, dans le centre-ville d'Atlanta, et ils avaient organisé des navettes de bus pour faire venir 25 000 gamins de tout Atlanta. Je m'attendais à ce que ce public soit difficile, mais ce fut pire encore que ce que j'avais imaginé.

Les gamins étaient déchaînés. Ils se bagarraient dans les travées. Ils balançaient des saloperies sur scène. Les projecteurs devaient rester allumés en permanence afin de garder le contrôle du public. Et celui-ci huait tout le monde… Vraiment tout le monde… C'était de la *folie furieuse*.

» Peu de temps avant que je monte sur scène, c'était au tour de LL Cool J de passer. Ils avaient dû avancer son créneau parce qu'il avait un autre show ce soir-là et il devait prendre l'avion. Le public d'Atlanta… a hué LL Cool J. Je me suis dit que si ce public faisait vivre un enfer à LL, alors j'étais mal barré. Vraiment mal barré. Ils font la misère à LL Cool J et je suis censé passer après pour interpréter *Shake It Like a White Girl* ? J'avais du mal à imaginer comment j'allais pouvoir m'en sortir. Je ne voulais même plus monter sur scène. J'en étais malade physiquement.

» Quand le maître de cérémonie de l'événement m'a présenté, ç'a été encore pire.

» “Mesdames et messieurs… Tout droit arrivé de Los Angeles, Cali-For-Nie, FAITES UN TRIOMPHE À… JESSE JAYYYMEEES…”

» Silence.

» Silence radio.

» Je pouvais distinguer le blanc des yeux des fans du premier rang. Ils étaient énervés. Je ne sais pas pourquoi, mais ils avaient l'air d'être vraiment énervés. Avant même que le public ait pu commencer à me huer, il m'est venu une idée folle. Ma maison de disques m'avait donné quelques T-shirts à offrir. J'ai chopé le micro sans fil des mains d'un technicien son en backstage, mais j'ai aussi attrapé une pile d'une centaine de T-shirts et je les ai pris avec moi sur scène.

» “Atlanta, Géorgie, vous voulez des CADEAUX GRATOOOOS ?”, ai-je hurlé en direction de la foule.

» “OUAIIIS !”, ont-ils gueulé en retour.

» “Vous voulez des T-shirts, au fond ?”

» “Ouaiiiis !”

» “Sur ma gauche ?”

» “Ouaiiiis !”

» Je n'ai pas cessé de lancer des T-shirts jusqu'à ne plus en avoir.

» Et puis, avant que quiconque ait pu réagir, j'ai lancé “Bonne soirée Atlanta ! Je vous adore les gars, profitez bien du spectacle. Et accueillez Color Me Badd !” Puis j'ai quitté la scène.

» Je n'ai pas chanté une seule parole. Mais je n'ai pas été hué non plus. Vous vous rappelez quand vous m'avez dit de garder le contrôle de mon esprit le jour de votre arrivée ? Eh bien, moi j'affirme que dans un cadre professionnel, il faut garder le contrôle de la situation. »

« Ouais, Jesse, putain de JESSE ! Tu vois ?! C'est exactement ce dont je parle, enfoiré. C'est ce que je veux dire ! », répond SEAL alors que nous pénétrons dans l'immeuble qui abrite ma société.

13 heures

Quand nous arrivons dans mon bureau, je demande à SEAL si je peux avoir un moment d'intimité. Habituellement, il s'assoit sur le canapé et me regarde envoyer des mails tout au long de la journée, mais je désire rester un peu seul cet après-midi. Je veux juste m'asseoir dans mon fauteuil et réfléchir.

Alors, SEAL récupère une chaise qu'il place devant la porte d'entrée de mon bureau après l'avoir refermée. Il prend place dessus comme s'il protégeait l'entrée du palais de Buckingham à Londres. Si quelqu'un compte venir me poser une question au sujet de Zico, il lui faudra tout d'abord passer sur le corps de SEAL.

Le fait que nous ayons pris une matinée de repos me donne l'impression d'être en vacances pour la semaine. J'incline le dossier de mon fauteuil et commence à réfléchir à tout ce que j'ai vécu avec SEAL. Je revis les jours passés quand… *zzzzzzzzzzzzzzzzzzz* – je m'endors. Comme une souche. Trois heures plus tard, SEAL entre dans mon bureau et me réveille.

« Allons prendre l'air », dit-il.

19 heures

Quand SEAL et moi entrons dans la salle de gym de mon immeuble ce soir-là, mon neveu de 24 ans, Yoni, en sort. Il fréquente cette salle lui aussi et nous nous croisons de temps à autre. En règle générale, nous nous tapons dans la main, nous nous étreignons et nous échangeons quelques mots. « Comment va Lazer ? » ou « Tout se passe bien au boulot ? »

Yoni est dans une forme resplendissante. Quand il est arrivé de

Floride pour s'installer à New York il y a dix-huit mois de cela, il pesait 110 kg. Je ne sais pas si cela a été motivé par la gent féminine new-yorkaise ou par autre chose, mais un déclic s'est fait dans sa tête et il a décidé de se remettre en forme. Il accuse désormais moins de 80 kg dans un corps d'athlète. Il a participé à plusieurs marathons et bosse comme un fou.

« Allez, Yoni, reste avec nous, lance SEAL. On va faire des pompes.

– J'aimerais bien, mais j'ai déjà couru ce matin et je viens de nager. Merci. »

SEAL murmure quelque chose à l'oreille de mon neveu. Aucune idée de ce qu'il lui a dit, mais l'expression du visage de Yoni passe de l'insouciance à la contrariété. Quoi que SEAL ait pu dire, il a réussi à manipuler mon neveu. Qui décide de rester avec nous.

« Voilà ce que nous allons faire, annonce SEAL. Douze pompes toutes les 45 secondes pendant 22 minutes. Puis 15 tractions et 2 minutes de récupération. On enchaînera avec 20 pompes, 3 tractions (5 séries), et enfin 100 battements de jambes.

– J'aurais dû me barrer il y a cinq minutes », souffle Yoni.

Après la séance, nous allons rapidement casser la croûte dans le restaurant de l'immeuble. C'est un établissement relativement chic, mais nous choisissons une table en retrait et commandons quelques entrées légères. La conversation tourne autour de Yoni et des progrès qu'il a faits dans le cadre de son programme de remise en forme. Les choses se corsent rapidement.

SEAL parvient je ne sais trop comment à convaincre Yoni qu'il devrait quitter son boulot « de merde » consistant à gérer les réseaux sociaux pour une grande chaîne hôtelière afin de s'engager dans la Navy. Et mon cinglé de neveu mord à l'hameçon. Les choses se corsent encore. À présent, SEAL tente de le convaincre qu'il peut réussir la sélection SEAL et devenir un SEAL. Il lui explique les prérequis et lui détaille les tests d'évaluation physique. Ça continue à se corser.

« Fait chier. On va commencer l'entraînement tout de suite. »

Et les deux fous furieux décident d'aller courir dehors.

Je remonte dans mon appartement. Quatre-vingt-dix minutes plus tard, SEAL est de retour.

« Où est Yoni ?

– Je ne sais pas trop. Il avait une centaine de mètres de retard sur moi au bout de six kilomètres. »

Quatre-vingt-dix minutes plus tard…

Yoni rentre à son tour à l'appartement. Il a l'air d'un vrai zombie. Il porte des traces de vomi sur sa polaire et a le teint livide. Il semble complètement déshydraté.

« Je crois que je suis plus à l'aise avec les réseaux sociaux », lâche-t-il.

Total de l'entraînement : 364 pompes, 30 tractions, 100 battements de jambes

Jour 19

Mes épaules

On peut toujours continuer.
– SEAL

New York
-8 °C
0700

Nous partons courir sur la boucle de Central Park. J'aurais vraiment aimé rester au lit et regarder le début de l'émission *Today* avec Sara, mais je me sens en phase avec SEAL et je ne veux pas casser le rythme. En plus, il ne me reste guère plus d'une semaine à passer avec lui.

L'objectif d'aujourd'hui est simple : 10 kilomètres à plus de 12 km/heure en moyenne, sans courir le moindre kilomètre en dessous de 12 km/heure.

Cependant, avant même la mi-parcours, mes épaules me donnent l'impression de porter le rappeur Fat Joe sur mon dos. La douleur est atroce. C'est le résultat de plusieurs milliers de pompes en dix jours. Il m'est impossible (littéralement) de balancer mes bras en courant tant la douleur est intense.

Je cours donc les cinq derniers kilomètres les bras ballant le long du corps. Je ressemble à l'épouvantail du *Magicien d'Oz*. Notre vitesse la plus lente sur un kilomètre est de 13 km/heure. Nous courons juste en dessous de 12 km/heure sur le dernier kilomètre. SEAL me regarde comme si je l'avais abandonné sur le champ de bataille.

Quatre heures plus tard…

J'ai rendez-vous avec les pontes d'une grande chaîne hôtelière. Je ne sais pas trop quel sujet nous allons aborder au cours de cette réunion, mais elle a été organisée par mon ami Kirk Posmantur car il pense que je peux aider cette chaîne. Kirk possède une société nommée Axcess Luxury & Lifestyle et il est le roi de la mise en relation. Si Kirk affirme que ça vaut le coup de se rencontrer pour discuter, alors ça vaut le coup de se rencontrer pour discuter.

Je demande à SEAL de se joindre à nous.

Nul besoin de se changer, notamment parce que SEAL n'a pas d'autre tenue que celle qu'il porte sur lui. Au lieu de cela, nous enfilons même nos ridicules gilets lestés (SEAL a de nouveau insisté pour que nous les portions) et nous quittons l'appartement pour nous rendre au lieu du rendez-vous. En arrivant, nous sommes accueillis par Kirk et quatre autres hommes, tous vêtus d'un costume, et qui tous ont l'air bien plus intelligents que moi. Je ne suis vraiment pas prêt pour cette réunion. En réalité, je me sens même un peu nerveux.

« Joli gilet, lance Kirk.

– Oh, ce vieux truc ?, j'éclate de rire. Je l'ai enfilé au dernier moment. »

Ils semblent perplexes.

Je leur présente aussitôt SEAL et leur explique qu'il passe tout un mois en ma compagnie et qu'il me suit partout.

« Attendez, SEAL, comme un "Navy SEAL" ?, interroge le gars vêtu d'un costume Brooks Brother.

– Quel genre d'entraînement ?, demande le costume Prada.

– Il passe un mois entier chez vous ? », enchaîne le costume trois-pièces avant que j'aie pu répondre à la moindre question. Tout ce dont ces gars souhaitent parler, c'est de notre entraînement et de la raison pour laquelle j'ai embauché SEAL. Ils me dévisagent comme si j'avais inventé Internet. Ils en ont presque le souffle coupé. Comme à Wall Street, quand le cours d'une action est suspendu et que plus aucune transaction ne peut avoir lieu. Ils sont obsédés par notre dynamique. Ils ne cessent de poser des questions.

Deux heures s'écoulent durant lesquelles questions et réponses s'enchaînent. À l'issue de la réunion, ils me déclarent : « Si vous avez la moindre idée pour nous, faites-le-nous savoir. Nous aimerions travailler avec vous. »

C'est comme si SEAL était mon arme secrète. Il n'y a pas meilleur que lui pour emporter un contrat. Je commence lentement à réaliser combien SEAL tape dans l'œil des autres. Les hommes d'affaires en costume sont fascinés par un type comme SEAL. Son éthique de travail. Son entraînement. Son histoire… Alors, par ricochet, ils s'intéressent un peu plus à moi.

1900

Ce soir, nous organisons un pot au bureau pour célébrer les vacances. Et, bien sûr, SEAL est de la partie. Je n'étais pas certain qu'il souhaite venir, mais il vient. Il mérite d'être là ; sa seule présence nous a permis de décrocher le contrat avec Kevin Garnett. Nous avons de nombreuses choses à fêter. Ça a été une superbe année.

Ce pot de fin d'année se traduit par un dîner en toute simplicité auquel assistent les douze employés. Je m'inquiète un peu de la manière dont SEAL va pouvoir interagir sur le plan social. Je veux dire par là qu'il y a de bonnes chances qu'il s'asseye avec nous, mais sans décrocher un mot. Il peut se transformer en sphinx. Quand il m'accompagne au bureau tous les jours, il ne dit jamais un mot à personne. JAMAIS. Il ne se connecte jamais à un ordinateur. Il ne lit jamais le journal. Il se contente de rester assis jusqu'à ce que ce soit l'heure de partir. C'est comme si j'avais une œuvre d'art dans mon bureau. Je sais qu'il est entraîné pour échapper aux radars, mais ça paraît parfois bizarre. Pas seulement à mes yeux, mais également aux yeux de tous ceux avec lesquels je travaille. SEAL m'a raconté qu'une fois, après un retour de mission, alors que tout le monde s'était assis pour fumer une cigarette et décompresser, lui était parti courir. Après une mission de vingt-quatre heures, il n'avait pas manqué d'aller s'entraîner.

Il se trouve que je n'avais pas à m'inquiéter au sujet de la sociabilité de SEAL car, ce soir, il est en mission ravitaillement. Je réalise alors que les habitudes alimentaires de SEAL sont plus complexes que je n'avais pu l'imaginer. Au cours de ces deux dernières semaines, il n'a quasiment rien mangé, à l'exception de ses milkshakes « de conception militaire ». Mais, devant le dîner de ce soir, il dévore à la manière d'un pivert. Viande, poisson, fruits, légumes, tout y passe – il engloutit tout. Tout sauf le dessert.

« Pourquoi voudrais-je me priver de calories ? », explique-t-il.

Mes collaborateurs semblent un peu plus détendus qu'ils ne le sont généralement pendant les heures de travail. Cela vient peut-être des cocktails. Ils sont tous obsédés par SEAL. Ils lui posent des millions de questions et n'obtiennent que des réponses monosyllabiques. Ils sont à la fois intimidés et intrigués. C'est comme s'ils voulaient tous s'asseoir à côté de lui, mais qu'aucun d'entre eux n'osait vraiment le faire. La plupart de ceux qui assistent à ce pot suivent mon blog. Ils savent quelles questions poser, mais ils n'osent pas.

« Hum, excusez-moi, ça vous embêterait de me dire quel a été l'entraînement le plus dur que vous ayez jamais suivi ? »

« Excusez-moi si je vous ennuie, mais pouvez-vous expliquer ce que sont les pompes en 1-18 ? »

« Si ça ne vous ennuie pas, vous pourriez me raconter comment ça s'est passé à Boston ? »

Mes collaborateurs posent des questions comme si nous nous trouvions en salle de conférence en présence d'un nouveau client potentiel nous faisant la présentation de son produit. Et cela n'arrête pas. Et lui n'arrête pas de manger. Quand tout a été dit et avalé, la nourriture ingurgitée par SEAL compte sans doute pour 75 % de la facture finale du traiteur.

Étonnant.

Nous servons également du saké lors de cette soirée. J'aime le saké.

Je bois un shot. Puis un autre. Et encore un autre. Jusqu'à huit d'affilée (peut-être neuf !).

C'est parti !

Mon premier verre d'alcool (mes premiers verres) en dix-huit jours.

Je ne me suis jamais senti aussi bien au cours de ces derniers dix-huit jours.

SEAL ne s'en offusque pas le moins du monde. Il me laisse faire ce que je veux et profite de son côté du buffet à volonté.

L'euphorie ne dure pas.

Quand nous rentrons à l'appartement, j'ai urgemment besoin d'aller dormir. Je me suis levé à 6 heures, je me suis entraîné, j'ai enchaîné une journée de travail de onze heures, avec pour finir la soirée et l'alcool. Je suis cuit. Il me tarde d'aller me coucher. Mon corps et mon cerveau me le réclament. La journée devrait être finie, mais quelque chose en moi me dit qu'elle ne l'est pas encore. Comme lorsque, enfant, vous vous rendez compte qu'il est tombé 3 centimètres de neige pendant la nuit. Vous *espérez* qu'il n'y aura pas école, mais vous *savez* que ce ne sera pas le cas. Alors, en dépit de ce que voudrait me faire croire mon cerveau et de ce que réclame mon corps, je me dirige vers ma chambre pour enfiler un short et mes baskets.

SEAL sourit.

« Tu as conscience que nous devons le faire, pas vrai ?

– Oui. »

Je suis un peu ivre, et faire des pompes quand on est ivre s'avère être un exercice bien particulier. Je commence même par penser que c'est plus facile. Les premières sont amusantes. C'est comme si vous n'aviez pas vraiment l'impression d'en faire, l'alcool et les mouvements de montée-descente se mêlant pour donner naissance à une sensation de légèreté. Mais à mesure que les pompes s'enchaînent, cette légèreté se transforme en une sensation de *putain-je-me-sens-mal*.

Je combats cette sensation de malaise et nous faisons 10 pompes à la minute pendant 20 minutes. Encore 200 pompes à ajouter à mon palmarès. C'est facile d'écrire 200 pompes sur le papier, mais c'est une autre paire de manches que de les faire. Je n'ai aucune idée du nombre de pompes moyen qu'un homme d'une quarantaine d'années est capable de faire, mais j'imagine que cela doit tourner autour de 20. En faire 200 n'a rien d'une sinécure. Ce n'est pas évident.

Je me glisse dans mon lit et allume la télévision pour regarder l'émission d'actualités sportives *SportsCenter*. Je suis rétamé.

Total de l'entraînement : 10 kilomètres (à une vitesse moyenne supérieure à 13 km/heure) et 200 pompes

Jour 20

Commence quand la petite aiguille l'indique

Si tu as faim, cours plus vite. Tu rentreras plus tôt chez toi.
– SEAL

New York
0 °C
0600

Je sors de mon lit et gagne la cuisine. Il fait nuit noire dehors avec un ciel nuageux. La température semble affreusement basse, mais le thermomètre indique 0 °C. Je regarde par la fenêtre en direction de Colombus Circle et ne vois personne dans la rue. On dirait un décor de cinéma abandonné. SEAL est déjà dans la cuisine, assis sur un tabouret devant le plan de travail. Juste assis.

« Nous allons nous concentrer sur l'essentiel ce matin. Juste des pompes et des abdos. Tout repose sur ces exercices basiques », affirme SEAL.

C'est vrai.

Le temps que j'ai passé avec SEAL m'a convaincu que le règne du fitness en club était bel et bien révolu. Des entraînements tels que le CrossFit ou le poids du corps vont s'imposer dans le futur. Tout ce qui compte réellement, c'est d'instaurer une routine de pompes et d'abdos régulière et vous pourrez en tirer des bénéfices incroyables.

Je partage une autre philosophie. Vous pouvez être en forme sans être en bonne santé, mais vous ne pouvez pas être en bonne santé sans être en forme. Ce qui signifie… vous pouvez être en forme du point de vue de l'apparence extérieure, mais si vous ne mangez pas sainement et que vous ne prenez pas soin de vous sur le plan intérieur, alors vous n'êtes pas nécessairement en bonne santé. L'histoire nous montre que de nombreux athlètes étaient en pleine forme, mais que cela ne les a pas empêchés de mourir brutalement d'une crise cardiaque. L'équilibre est la clé.

Je suis également persuadé qu'être en pleine forme nécessite la combinaison de plusieurs facteurs. Pour commencer, vous devez être fort, mais également explosif, flexible, capable de courir de manière fractionnée ainsi que sur de longues distances. Vous avez besoin de toute la panoplie.

Alors, retour aux basiques.

Je fais 10 pompes, suivies du maximum d'abdos possibles jusqu'à ce que la petite aiguille de l'horloge repasse sur le 12. Puis je recommence les pompes et les abdos. Nous travaillons ainsi pendant 30 minutes sans interruption. À l'issue de l'entraînement, les muscles de la partie centrale de mon corps, mes pectoraux et mes triceps sont complètement cuits. Mon rythme cardiaque a atteint une moyenne de 150 battements à la minute.

Toute la panoplie.

1300

Mon ami Bryan Fried vient me rendre visite pour quelques heures. Je connais Fried depuis de nombreuses années et il fait partie de mon cercle du « Merveilleux Mercredi », un groupe de six amis qui s'entraînent à courir tous les mercredis (d'où le nom). C'est également un cycliste professionnel et un homme en parfaite forme physique. Je crois que SEAL est dans sa chambre, mais je l'ai informé qu'un ami passerait me voir et je suppose qu'il viendra le saluer.

« Cet appart est bien mieux que le précédent, lance Bryan en prenant place sur le canapé.

– En effet, je réponds. Mais l'ancien avait un certain charme.

– Tu y as vécu quand ? En 93 ?

– Ouais. »

Il se trouvait sur la 60e Rue, entre la First et York. C'était bien avant que tout le quartier du pont de Queensboro soit rénové. Il s'agissait en réalité du terrain de chasse des prostitués travestis. Sortir d'un bar pour rentrer chez soi le soir avait tout d'une aventure. La première semaine, je n'osais même pas croiser le regard des gens. Il n'a fallu qu'une semaine ou deux aux prostitués pour comprendre que Spit (mon coloc) et moi n'étions pas intéressés par un rencard. En tout cas, pas de ce genre-là. Il ne nous fallut pas longtemps pour apprendre à coexister, mais le fait est que notre piaule n'avait rien d'une chambre au Ritz-Carlton. Il nous fallait grimper 162 marches avant de pénétrer dans notre appartement de 14 m^2. La cuisine et la salle de bains formaient une seul et même pièce. Il n'y avait pas de chambre. Je dormais sur une mezzanine dans une pièce qui faisait 1,80 mètre de hauteur sous plafond. Il m'était impossible de m'asseoir sur mon matelas et je devais grimper quelques marches pour y arriver. Je devais presque ramper pour aller me coucher. Mais à y repenser, j'ai passé de super-moments là-bas. J'avais l'impression de dormir sur un bateau. Je payais 350 dollars tandis que Spit payait 417 dollars par mois. Nous y avons vécu deux années.

Mon bureau se trouvait alors dans le salon de cet appartement.

J'avais acheté une télévision qui avait été livrée dans un énorme carton d'emballage. J'avais retourné ce carton à l'envers afin d'en faire mon meuble de bureau. Il occupait presque la moitié de l'appartement. J'avais inscrit tous mes numéros de téléphone, mes rencards et mes rendez-vous professionnels sur le carton. La seule règle prévalant dans l'appartement stipulait qu'il était interdit de boire sur mon bureau. Ce carton représentait toute ma vie. Je l'ai conservé longtemps. Il était parfaitement organisé. Je savais où se trouvait chaque numéro de téléphone, chaque rendez-vous.

J'aimais beaucoup vivre à la manière d'un artiste bohême. Mon état d'esprit était alors une sorte de « chacun pour soi » créatif. J'appréciais même de me trouver dans cette situation. Je travaillais toute la journée à passer des coups de fil ou en studio d'enregistrement quand j'avais un boulot, puis je passais la nuit dans les bars.

Tandis que Bryan et moi sommes installés dans le canapé à discuter et rigoler, SEAL entre dans le salon pour venir saluer Bryan. Je pense que SEAL veut faire la démonstration des progrès que j'ai réalisés à ce jour car il lance : « On va se faire un petit 5 minutes de pompes. »

Fried et moi donnons notre accord.

SEAL regarde sa montre et nous commençons. Nous faisons 10 pompes toutes les 30 secondes. Le temps que nous arrivions à 3 minutes, Fried n'en fait plus que 7. Je garde la cadence. Cinq minutes plus tard, nous en avons terminé. J'ai été capable de toutes les faire. Fried est épuisé. SEAL est fier de son élève.

2100

SEAL m'arrache du canapé dans lequel j'étais confortablement installé pour regarder ESPN.

« On va se faire une petite récupération », lance-t-il, mot pour mot.

Dans l'esprit de SEAL, une récupération est une course de 13 kilomètres. Dans le mien, c'est la dernière chose que j'ai envie de faire. J'enfile ma tenue de jogging et embrasse Sara pour lui dire au revoir. Bien que je fasse cela depuis plusieurs semaines, elle se rend compte que je suis épuisé, d'autant plus que je me suis déjà entraîné à plusieurs reprises aujourd'hui. Elle devine que je suis énervé. « Chéri, tout ceci est ridicule. Tu en fais beaucoup trop ! »

Nous courons à travers Central Park jusqu'à Harlem, puis la 125e Rue, et faisons demi-tour.

Trois événements spécifiques se produisent durant ce jogging.

1. Après 5 kilomètres de course, je demande à SEAL s'il a 2 dollars sur lui (les premières paroles que nous échangeons depuis le début de la course). « Pour quoi faire ? », me répond-il. « Je n'ai pas mangé de toute la journée. J'ai besoin d'une barre énergétique ou d'une banane », je réponds. « Il nous reste encore 8 kilomètres à courir. Si tu as faim, tu n'as qu'à courir plus vite. Tu seras plus vite rentré chez toi. »

2. SEAL entend un chien aboyer dans les bois proches alors que nous sommes en train de courir. Je n'ai rien entendu, mais SEAL semble avoir des perceptions extrasensorielles. Il se murmure à lui-même et à l'intention du chien : « Viens me tester, putain de clébard. Viens, viens. » Pour être parfaitement honnête, cela donnait l'impression qu'il *voulait* que le chien l'attaque. Le chien a fait preuve d'intelligence ; nous ne l'avons jamais vu.

3. Il y a des millions de personnes dans New York. Vraiment des millions. Pourtant, ce soir-là, nous n'avons vu qu'une seule autre personne courir dans Central Park. Nous sommes rentrés à 22h25. Sur le pas de la porte, SEAL m'a dit : « Ce n'est pas ce que tu fais qui compte ; c'est quand tu le fais et comment tu le fais. Tout est affaire de contexte. Souviens-toi de ça. »

Dix minutes plus tard…

Nous devons nous dépêcher car nous devons nous rendre à l'aéroport afin de nous envoler pour Atlanta dans le cadre d'un déplacement éclair. Sara a un rendez-vous professionnel demain matin et elle nous a demandé de l'accompagner. J'aurais voulu rester à New York et travailler, mais SEAL me rappelle que « Ce n'est pas toi qui décides, là, mec », et il a raison. Si mon épouse souhaite aller à Atlanta, nous irons tous à Atlanta. Alors, nous décollons à minuit. L'idée est d'être de retour dans moins de vingt-quatre heures.

Total de l'entraînement : 13 kilomètres, 400 pompes et 550 abdominaux

La camionnette blanche

Je peux rester assis pendant des heures. À attendre.
– SEAL

Le lendemain matin, je vois SEAL assis complètement immobile sur un rebord de fenêtre de notre maison d'Atlanta. Le soleil commence à se lever. Peut-être admire-t-il le lever du soleil, mais j'en doute. Il est muet comme une tombe. Il ne bronche même pas quand j'entre dans la cuisine. Ses yeux sont rivés sur la rue déserte. Il observe…

J'ouvre le frigidaire et me sert un jus de fruit. Je fais du bruit exprès. Il fait comme si je n'existais pas. Rien. Il ne cille même pas. Il observe…

« Tout va bien ?

– Pas vraiment », répond SEAL. Il observe.

Il marque une pause. Il a peut-être vu quelque chose.

« Toutes ces conneries commencent à m'énerver. Ça me met mal à l'aise. Vraiment mal à l'aise.

– Quoi donc ?

– Tu veux dire que t'as rien remarqué ? me demande SEAL, qui continue d'observer.

– Non. Quoi ?

– La camionnette blanche », répond-il.

Je jette un coup d'œil dehors. Il n'y a rien. La rue est déserte, mais tout semble indiquer que ce sera une belle journée.

« Mec, cette camionnette me rend dingue. On dirait qu'ils essaient de me provoquer. Qu'ils se foutent de ma gueule. »

Je regarde à nouveau par la fenêtre. Je ne vois toujours rien de particulier.

« Où ça ?

– Non… Pas en ce moment. Elle est généralement garée là vers 0200 quand je surveille, répond-il.

– Quand vous surveillez ?

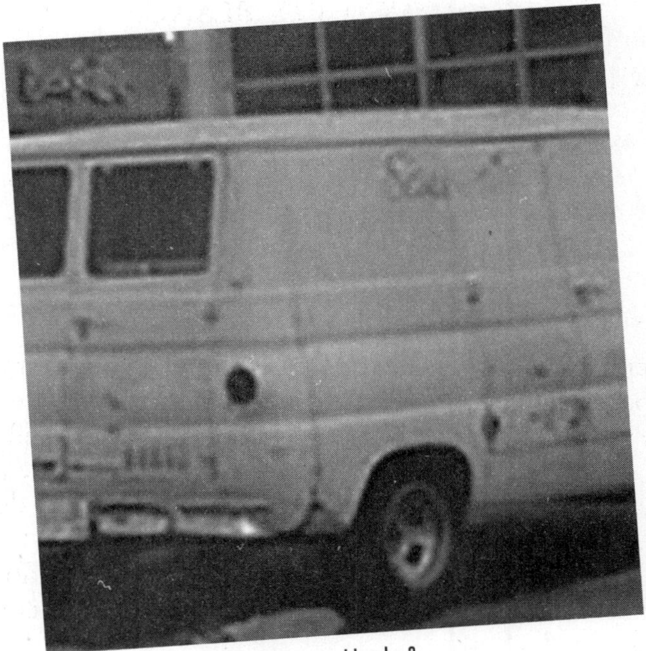

La camionnette blanche ?

– Ouais, quand je fais le guet. La nuit dernière, j'étais assis là à faire le guet et la camionnette s'est ramenée. Ils surveillaient la maison. Des types louches. »

SEAL continue d'observer à travers la fenêtre. Il ne regarde pas une seule fois dans ma direction.

« Je n'ai pas réussi à lire la plaque, m'explique-t-il, mais je les ai à l'œil. » SEAL réfléchit quelques instants. « D'ailleurs… Il faudrait que tu installes une caméra infrarouge sur le côté ouest de l'allée privée, juste à côté de la boîte aux lettres. TOUT DE SUITE. Elle devra être orientée de manière à repérer les véhicules qui arrivent. Nous pouvons la camoufler dans la végétation. Je connais un type qui peut l'installer sur-le-champ. De cette manière, on ne manquera pas de les voir. Nous avons été compromis, mec. Prends-en conscience.

– Compromis ?

– T'as vu la camionnette, non ?

– En fait, je n'ai vu aucune voiture garée devant la maison. »

SEAL se retourne vers moi le visage figé, le regard glaçant.

« Je te parle d'une camionnette, mec. Ce n'est pas une voiture. C'est une PUTAIN DE CAMIONNETTE ! Le genre dont tu pressens qu'elle va faire des trucs qu'elle n'est pas censée faire. » SEAL reporte son regard au-delà de la fenêtre, sur rien. « Cette camionnette croit peut-être que je suis débile ? »

Je ne pense pas qu'il me faille répondre à cette question.

« Je vais camper ici.

– Camper ici ?

– Oh oui, putain ! Je vais camper ici et je vais attendre qu'elle ramène son cul.

SEAL abat son poing sur le mur.

– Cette nuit ?

– Pas cette nuit. TOUTES LES NUITS ! répond-il. Je vais m'installer dans une chaise de jardin et attendre que cet enfoiré se ramène. Et là, je vais l'aveugler avec une lampe torche haute puissance avant de foncer dans la camionnette. Je vais l'avoir, cet enfoiré. J'en ai ma claque de jouer en défense. »

SEAL rassemble ses pensées un instant, puis il continue : « Le truc… c'est qu'il ne sait même pas que je joue en défense pour l'instant. Il se dit probablement : Ho-Ho, la famille Itzler est en train de dormir… MAIS HO-HO NON ! La famille Itzler n'est PAS en train de dormir. Les gobelins sont réveillés dans la maison de la famille Itzler, mec. » Il ricane. « Les gobelins sont complètement RÉVEILLÉS ! »

Et il se remet à observer…

Jour 21

Une répétition à la fois

Je n'aime pas parler à ceux que je ne connais pas.
En fait, je n'aime pas parler, point final.
– SEAL

New York
-7 °C
0900

Nous sommes de retour à New York et nous partons courir une version différente de notre boucle dans Central Park. SEAL m'indique que nous allons courir 16 kilomètres aujourd'hui dans l'ordre inverse, c'est-à-dire 6 kilomètres ce matin et 10 kilomètres cette nuit. Habituellement, nous courons sur de plus longues distances le matin et nous calmons le jeu le soir. Aujourd'hui, nous ferons les 6 kilomètres à une vitesse de 12 km/heure. Des courses de 6 kilomètres sont devenues un jeu d'enfant.

J'ai désormais passé d'innombrables heures à courir en compagnie de SEAL, mais nous n'avons toujours pas échangé le moindre mot en battant le pavé ces derniers jours. Silence radio complet. *Pas le moindre échange.*

« Hé, SEAL, à quoi vous pensez quand vous courez ?

– À finir. »

Et c'est ce qu'il fait. C'est comme s'il était capable de rendre son esprit imperméable à toute pensée et au monde extérieur pour se concentrer sur la tâche à accomplir. Vous pouvez dire ce que vous voulez, mais le bonhomme maîtrise à la perfection l'art du moment présent. Il y a quelque chose de vraiment cool là-dedans.

Quant à moi, j'ai toujours un million de pensées qui me traversent l'esprit… Sara, Lazer, le boulot, les rendez-vous, Zico/Coke, l'entraînement, les tuyauteries qui gèlent, bla-bla-bla… C'est comme si j'avais une autoroute expresse à six voies qui me traversait le cerveau, avec une circulation dans les deux sens. Il m'est très difficile de chasser de mon esprit mes pensées, mes soucis et mes idées. C'est un peu envahissant et stressant.

Cependant, avec SEAL à mes côtés, j'apprends à mieux vivre le moment présent. Notamment parce que je n'ai pas trop le choix. Si je ne le fais pas, il m'est impossible d'accomplir ce qu'il me demande de faire. Je dois avancer un pas à la fois. Une répétition à la fois. Et ce n'est que quand j'ai fini que je m'inquiète du pas suivant, ou de la répétition suivante. Je comprends qu'il y a certaines similitudes avec ma vie. Je dois finir ce qui est prioritaire sur ma liste, en me concentrant dessus à 100 %, et ce n'est qu'après que je dois m'attaquer à la priorité suivante.

Merci, SEAL.

2030

Après un dîner léger composé d'une assiette de pâtes sans rien dessus, de rondelles de carotte et de concombre et d'un verre d'eau, il est temps de passer à la seconde partie de notre course inversée. Je préférerais attendre une heure, le temps de bien digérer mon repas, mais SEAL refuse de perdre une heure de sa vie. Alors, nous y allons.

Alors que nous nous trouvons dans l'ascenseur en direction du rez-de-chaussée de mon immeuble, j'explique à SEAL que je me sens ballonné. J'aime courir avec le ventre vide et j'ai beaucoup de mal à courir après avoir mangé. Cela vaut pour toutes les distances, y compris les marathons. Avant un marathon, je ne mange rien d'autre que des bananes. Je demande donc à SEAL comment il conçoit son alimentation avant de prendre le départ pour un ultra-marathon.

« J'ai besoin de calories quand je cours sur de telles distances. Je me suis entraîné à manger tout en courant. Je peux engloutir 600 à 1 000 calories par heure sans que ça me pose de problème. Mais faut s'entraîner pour cela. »

J'ai déjà entendu ce discours de la part d'autres ultra-marathoniens. Ils sont devenus capables de manger de grandes quantités de nourriture durant leurs courses. Dean Karnazes, un coureur de fond légendaire qui a contribué à la renommée des ultra-marathons, est connu pour manger des pizzas lors de ses courses longue distance. En fait, il commande ses pizzas et s'arrange pour se les faire livrer sur le parcours, afin de les manger tout en courant.

Tout cela est bien beau, mais ça n'arrange pas mes affaires alors que nous nous ébranlons. Je peux sentir balloter dans mon estomac ce que j'ai avalé plus tôt. Je rote toutes les trois ou quatre foulées. C'est comme si les pâtes, les carottes et le concombre manifestaient dans mon estomac pour réclamer l'interruption de l'entraînement. Nous n'avons même pas parcouru 2 kilomètres que je me sens lourd et malade. SEAL n'en a visiblement rien à faire et conserve sa foulée. En fait, je crois même qu'il devine mon inconfort et qu'il accélère la cadence afin de me faire sentir plus mal encore.

Au bout de 6 kilomètres, je réalise je ne sais trop comment qu'il m'est possible de me sentir un peu mieux en respirant uniquement par le diaphragme. Je bascule sur ce mode de respiration peu orthodoxe pour les quatre derniers kilomètres et parviens à revenir à l'appartement.

Il faudra encore une bonne heure à mon estomac pour s'apaiser, mais la course a été faite.

Encore une journée à 16 kilomètres. Ça, c'est fait !

Total de l'entraînement : 16 kilomètres à une vitesse moyenne de 12 km/heure

Jours 22-23

Entraînement nocturne

Sois prêt à n'importe quoi, n'importe quand.
– SEAL

De New York au Connecticut
-11 °C à -12 °C
14 heures

C'est Noël ! Tout New York est pavoisé de décorations lumineuses et c'est magnifique. Si vous ne vous êtes jamais trouvé à New York durant cette période, sachez que c'est vraiment spécial. Les rues sont calmes et toutes les boutiques sont fermées puisque chacun s'apprête à célébrer cette journée avec ceux qu'il aime.

Notre famille, qui comprend désormais SEAL, décide de retourner dans le Connecticut. J'adore les vacances, surtout quand l'hiver s'en mêle. Il y a quelque chose de réjouissant dans l'air. Quelles que puissent être les religions ou les croyances, l'esprit de partage domine. Même pour SEAL.

SEAL et moi partons courir 10 kilomètres dans les montagnes. C'est un simple jogging d'entretien que nous effectuons un peu en dessous de la moyenne de 12 km/heure. Ce qui signifie que nous ne cherchons pas à nous améliorer durant cette course, mais que nous ne dégradons pas non plus notre condition. Nous « gardons la forme », me dit SEAL. Une fois rentré, je prends une douche et je me change.

Je retrouve Sara dans le salon. Tandis qu'elle et moi échangeons quelques cadeaux pour Hanoucca et Noël, SEAL nous rejoint dans la pièce en tenant quelque chose. Il protège ce qu'il porte à la manière d'un rugbyman qui protégerait son ballon en approchant la ligne de but adverse.

« Votre garçon a une dureté intérieure en lui, explique SEAL. Je voulais la symboliser à travers un cadeau », et il tend son paquet à Lazer.

Je me pose mille questions. Est-ce un petit camion ? Une boîte de Lego ? Un ballon de football ? Non. Il s'agit d'une tenue de camouflage pour enfant, complète jusqu'au bob. Un véritable treillis de l'armée… Un cadeau unique pour un enfant de 2 ans.

Sara offre alors un cadeau de notre part à SEAL (elle y tenait vraiment). Et aussitôt après qu'il l'a ouvert, elle lui demande de l'essayer. Il décline poliment. SEAL n'aime pas trop recevoir des cadeaux. La plupart des humains aiment recevoir des cadeaux, mais SEAL les considère comme source de désordre. Elle réitère sa demande, mais il lui répond : « Plus tard. » La troisième fois, ma femme ne demande plus, elle insiste. Même SEAL n'a pas envie de se la mettre à dos.

SEAL part se changer dans sa chambre. Mais maintenant, il ne veut plus en sortir. Après une minute ou deux, il finit par émerger à contrecœur.

SEAL apparaît vêtu d'une très belle chemise dans les tons bleu clair. Elle lui va très bien. Mais, à en juger par son expression, on dirait qu'il vient d'enfiler une camisole de force.

Je tends à Sara le cadeau que je lui ai acheté l'autre jour chez Barneys. Elle peut deviner à la taille de la boîte qu'il s'agit d'un bijou. Elle l'ouvre et prend le collier qu'elle passe autour de son cou.

« Je l'adore, mon chéri. Mais ce que j'apprécie vraiment, c'est que tu as fait un effort pour moi. Je t'aime. »

20/20 pour l'effort.

1900

Il fait un froid de canard et il neige. La famille est sereine. Nous sommes tous ensemble. Une soirée de décembre typique dans le foyer des Itzler consisterait à allumer un feu dans la cheminée, à se glisser sous quelques plaids et à regarder un film après avoir couché Lazer. J'opte habituellement pour un film avec un bon scénario, mais Sara insiste souvent pour que nous regardions plutôt une comédie romantique et elle a généralement le dernier mot.

« C'est l'heure d'aller se coucher », lance Sara à Lazer.

Il joue par terre en compagnie de SEAL. Ils sauvent le monde à grand renfort de figurines et de voitures miniatures. SEAL s'est débrouillé pour reconstituer un village réaliste à partir de Lego, lequel se trouve attaqué par des chars d'assaut arrivant de toutes les directions. SEAL aboie des ordres comme s'il s'agissait d'un véritable raid militaire. Il prend les choses très à cœur, mais Lazer est lui aussi pris dans le feu de l'action et semble apprécier le moment. Ce qui ne manque pas de m'inquiéter.

0200

Il est deux heures du matin et une véritable tempête de neige fait rage dehors. La porte de ma chambre est fermée à clé et je suis en train de dormir quand soudain j'ai l'impression que quelqu'un essaie de crocheter la serrure. La poignée de porte fait du bruit comme si elle était manœuvrée de l'autre côté. Le son que j'entends ensuite est semblable à celui d'un chien qui gratterait la porte tandis que la poignée continue à bouger.

Je me lève pour aller voir de quoi il retourne. Je colle mon oreille contre la porte pour entendre ce qui se passe, mais il n'y a désormais plus aucun bruit. Silence. Alors, je me mets à quatre pattes et regarde sous la porte pour voir s'il y a quoi que ce soit d'inhabituel. Comme par hasard, je reconnais les baskets de SEAL. Je me relève, ouvre la porte et tombe sur SEAL qui se tient devant moi.

« C'est l'heure », dit-il.

SEAL m'explique que le plan consiste à courir 6 kilomètres toutes les 4 heures pendant 48 heures.

Douze circuits de course, de 6 kilomètres chacun, toutes les 4 heures ! Il appelle cela le 6/4/48.

C'est une plaisanterie ?

Apparemment, non. En réalité, nous allons nous entraîner pour ce programme en courant 7 kilomètres à 4 reprises dans un créneau de 24 heures – une séance de courses échelonnées toutes les 6 heures, pour un total de 4 séances.

Je suis sur le point de demander à SEAL quelle est la logique derrière tout cela, mais je me contente de dire : « C'est une plaisanterie ? »

0230

J'allume mon téléphone pour me servir de sa fonction lampe torche afin de m'éclairer dans la chambre. Je ne veux pas allumer le plafonnier de peur de réveiller Sara. Elle a été super-compréhensive envers tout ce que j'ai fait ces derniers temps, mais je ne suis pas certain qu'elle accepterait de me voir courir sous la neige dans les montagnes du Connecticut à 2 heures du matin.

Je m'approche de mon placard et ouvre doucement les tiroirs pour récupérer mes affaires. J'ai l'impression d'être un somnambule, mais je sais que ce n'est qu'un vœu pieux. Je m'habille, sors de la chambre sur la pointe des pieds et descends l'escalier pour gagner la porte d'entrée. SEAL m'attend déjà dehors.

Je porte une polaire, un sweat à capuche, un bonnet, deux paires de gants et un pantalon thermique. SEAL est en short, avec un sweat à capuche et des gants. Il fait glacial dehors. Humide et glacial. Nous partons.

À chaque foulée, j'ai l'impression que je vais me casser la gueule. Il fait noir. Noir comme dans un four. Au bout de 5 minutes de course, SEAL m'avertit : « Terrain accidenté droit devant. Dans 20 mètres. »

Mais bon Dieu, comment peut-il savoir cela ? Je n'arrive même pas à voir à plus d'un mètre devant moi. En fait, je suis incapable de mesurer un mètre dans la noirceur de la nuit. J'ai compris le concept de l'heure militaire, mais je suis loin d'être au point dans la compréhension de leur système métrique. Quoi qu'il en soit, la vision de SEAL ne semble pas affectée par l'obscurité. C'est comme s'il bénéficiait d'une vision nocturne sans pour autant avoir des optiques de vision nocturne. Il voit parfaitement bien.

Le froid est mordant. J'ai l'extrémité des doigts complètement insensibilisée. SEAL, lui, court comme s'il se trouvait dans les Caraïbes, sous le soleil et par une température de 27 °C.

La neige me fouette le visage comme si l'on me tirait dessus avec une carabine à plombs. Je dois plisser les yeux, et parfois même les fermer pendant près de 30 secondes d'affilée pour empêcher la neige de me cribler les yeux. Je ne suis plus du tout dans l'esprit de Noël.

Nous ne tardons pas à arriver sur un terrain difficile. Je me dis : *On doit avoir fait les 20 mètres*. Nous poursuivons.

Nous effectuons nos sept kilomètres en précisément 40 minutes.

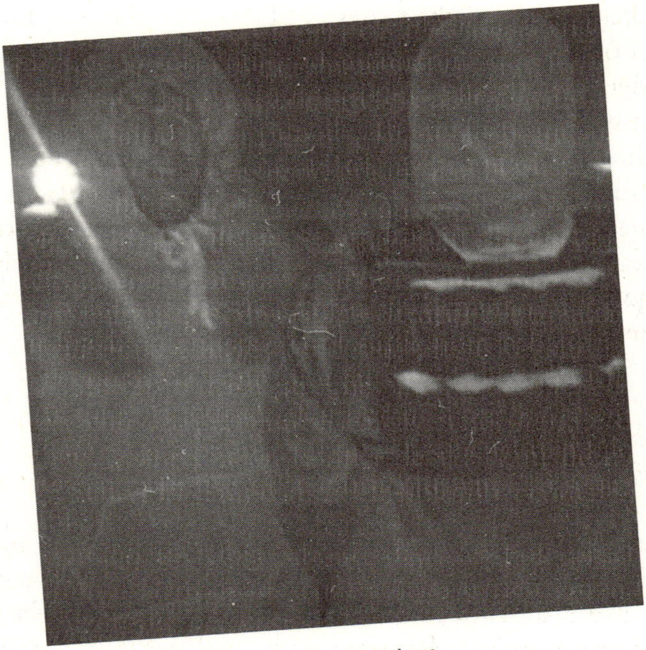

Entraînement nocturne

Quand nous rentrons à la maison, nous ne prenons même pas la peine d'allumer la lumière. Notre vision s'est si bien ajustée à l'obscurité que nous voyons parfaitement bien à l'intérieur. Apparemment, les optiques de vision nocturne intégrées à la vision de SEAL ont déteint sur moi.

Je me déshabille et fourre toutes mes affaires dans le sèche-linge. Mon corps est couvert de gelures rouges et je tremble de froid. J'enfile deux sweat-shirts et un bonnet de ski avant de me glisser sous les draps. Sara dort d'un sommeil de plomb à côté de moi.

Environ 4 heures plus tard…

Mon alarme de téléphone sonne. J'ai bénéficié d'environ 3 heures de sommeil. Je sors mes affaires du sèche-linge. Si au moins elles étaient encore tièdes… SEAL m'attend déjà sur le palier. Quand nous ouvrons la porte, une bourrasque de neige s'engouffre à l'intérieur. Il fait une température de -11 °C dehors.

Nous sortons.

Il fait toujours aussi noir, et toujours aussi humide et glacial. J'ai l'impression de me retrouver dans le film *Un jour sans fin*. Mes muscles sont encore raides en raison du froid (et des kilomètres avalés) et mes pieds me font souffrir à chaque fois qu'ils foulent le sol gelé et enneigé. Nous courons sur la même distance que précédemment, en 38 minutes cette fois. C'est brutal.

Quatre heures plus tard…
-7 °C

C'est notre troisième jogging dans le cadre d'une course toutes les 4 heures sur une durée de 24 heures. Jusqu'à présent, le plus difficile a été de fournir l'effort nécessaire, de me relâcher, puis d'avoir à recommencer. Remettre ça est vraiment très difficile. SEAL me propose une carotte en m'annonçant que si nous achevons le parcours en moins de 38 minutes, nous n'aurons pas à courir à nouveau dans 4 heures. Voilà une carotte comme je les aime !

C'est alors que la question se pose : est-ce que nous y allons à fond (les deux premiers kilomètres sont vraiment très difficiles, avec une grande montée) ou est-ce que nous y allons de manière mesurée ?

SEAL lance :

« On y va à fond.

– Allons-y », je réponds.

Sur les centaines de courses à pied que j'ai effectuées sur ce parcours montagneux, je n'ai jamais dépassé la vitesse de 11 km/heure sur les deux premiers kilomètres. Croyez-moi, ce parcours est vraiment pentu. Nous avalons ces 2 kilomètres à la vitesse moyenne de 12 km/heure ! Nous volons ! Je crache mes poumons. Littéralement. Alors que nous arrivons au sommet de la pente (au bout de 1 800 mètres), je sens que des crampes me gagnent. Je poursuis, mais les crampes empirent. Je ne peux plus courir.

« Arrêtons le chrono un instant, quelque chose ne va pas. »

Claquage des abducteurs ?

Il fait si froid que je ne peux pas m'autodiagnostiquer sérieusement avant d'être rentré à la maison. Nous refaisons les 2 kilomètres en sens inverse, en marchant. Mon corps dégouline de sueur. Je crois que SEAL avait raison, il fait bien 27 °C avec un ciel ensoleillé, mais à chaque pas qui nous rapproche de la maison, la température semble chuter d'un degré. La chaleur de mon corps se mélange à l'air glacial au point de créer un nuage de vapeur blanche qui m'enveloppe. Je me suis transformé en cheminée humaine. Quand nous sommes de retour à la maison et que nous nous sommes réchauffés, je confirme mon diagnostic. Il s'agit bien des abducteurs. La douleur est insupportable. Il m'est impossible de courir.

« On fait des pompes à la place », lance SEAL.

Nous faisons 10 séries de 30 (avec une minute de repos entre deux séries). Des morceaux de glace tombent de mes cheveux quand je me plaque au sol et commence la routine des pompes.

« Est-ce que ce sont les 48 heures les plus difficiles que tu aies jamais vécues ? demande SEAL.

– Sur le plan physique, oui, je réponds. C'est même bien plus difficile que toutes ces conneries avec Grant Hill.

– Le joueur de basket ?

– Ouais, je réponds.

– Tu t'es entraîné avec lui ?

– Non.

– Alors, c'est quoi ces conneries dont tu parles ? »

Un jour, Foot Locker nous avait embauchés, mon associé Kenny et moi, pour nous confier la création d'une campagne de radio au niveau national. Cela faisait partie des missions que nous pouvions réaliser dans le cadre de notre société Alphabet City. Nous avions été mis en concurrence avec d'autres agences de publicité, mais nous avions remporté le contrat parce que je leur avais assuré que j'étais capable de faire jouer Grant Hill dans la publicité. Hill venait d'être désigné comme le jeune joueur le plus prometteur de la NBA et était assuré d'être une étoile montante. C'était une grosse prise. Ils le voulaient pour leur publicité et je leur avais promis que nous l'aurions.

« Pas de problème », avais-je assuré.

Il y avait néanmoins un problème : je ne connaissais pas Grant Hill.

Après avoir signé avec Foot Locker pour réaliser la campagne de publicité, j'appris que Grant ferait une apparition dans une boutique Foot Locker de Manhattan. Mon plan consistait dès lors à l'approcher à l'occasion de cet événement. Tout ce dont j'avais besoin, c'était que Hill dise un truc du genre : « Salut, c'est Grant Hill et je fais mes courses dans un Foot Locker afin de préparer la prochaine saison », et je n'aurais plus qu'à placer cette phrase dans le spot radio. Foot Locker lui donnerait alors un bon d'achat d'une valeur de 500 dollars et l'affaire serait pliée.

Facile, pas vrai ?

Sauf que je ratai l'événement. L'explication du pourquoi serait un peu longue, alors je vais vous faire gagner du temps. Sachez simplement que j'avais merdé. Le lendemain matin, le président de Foot Locker m'a passé un coup de fil pour me demander si j'avais pu rencontrer Grant Hill et il a bien fallu que je lui réponde par la négative.

« Vous avez 48 heures, dit-il, après quoi le contrat sera caduc. »

J'ai aussitôt étudié le planning de la NBA et découvert que l'Orlando Magic, l'équipe de Grant Hill, allait affronter le soir même les Hawks d'Atlanta. Je suis aussitôt parti pour l'aéroport LaGuardia et je me suis envolé pour Atlanta. Je suis arrivé au stade à 10h30 alors même que le match ne commencerait pas avant 19h30. Il était si tôt que j'ai pu pénétrer sur la surface de jeu. Une fanfare répétait et personne ne m'a posé de question car j'étais « avec la fanfare ».

Je savais que les joueurs arrivaient généralement vers 17h30 pour un match commençant à 19h30, ce qui me laissait pas mal d'heures à tuer. Je me suis contenté d'aller et venir comme si je savais ce que je faisais, en prenant un air occupé.

Bien que les heures aient semblé s'éterniser, les premiers joueurs de l'Orlando Magic ont fini par arriver. Je me suis installé devant un kiosque téléphonique payant et j'ai fait mine de passer des appels tout en attendant de voir Grant Hill. Le bon moment a fini par se présenter. J'ai marché droit sur lui quand je l'ai vu émerger du couloir d'entrée des joueurs.

« Hello, Grant, c'est Jesse, de Foot Locker. J'ai pris l'avion pour venir ici afin de procéder à l'enregistrement que nous étions censés faire samedi. Vous êtes prêt maintenant ?

– Quel enregistrement ?

– Bien sûr… L'enregistrement au sujet de l'événement de Foot Locker.

– OK, on en reparlera après le match, m'a-t-il répondu en poursuivant son chemin.

– Non, non. Il faut qu'on le fasse maintenant afin que je puisse reprendre mon avion. »

Il a continué à marcher vers les vestiaires, alors je me suis penché vers lui et j'ai tiré sur son oreille pour la rapprocher de ma bouche. « Grant, regardez-moi dans les yeux. Je vais perdre mon boulot si je ne fais pas l'enregistrement. Je ne peux pas rentrer chez moi les mains vides. Je suis venu ici en payant le billet d'avion de ma poche. Je ne sais pas de quoi il s'agit, mais ils en ont besoin. Le président m'a envoyé ici. »

Il a peut-être lu l'inquiétude dans mes yeux, ou perçu la véracité de mon plaidoyer. Quoi que ce puisse être, il a cédé.

« OK, a-t-il dit, suivez-moi. »

Je l'ai donc accompagné dans les vestiaires, avec tous les joueurs qui y traînassaient en attendant de se préparer pour le match. J'ai sorti de ma poche mon dictaphone et lui ai tendu un script. MAIS… les vestiaires étaient bien trop bruyants, alors je lui ai demandé de m'accompagner dans les toilettes et j'ai refermé la porte derrière nous.

Je lui ai tendu à nouveau le script et j'ai pressé le bouton enregistrement.

« Salut, c'est Grant Hill, et en cette période de fêtes, vous pouvez me retrouver chez Foot Locker. Foot Locker a tout ce dont vous avez besoin. »

Alors qu'il s'apprêtait à finir, il s'est brusquement interrompu et m'a demandé : « Vous pouvez me rappeler qui vous êtes ? Et à quoi cet enregistrement va servir ?

– Grant, j'ai passé des heures aujourd'hui au téléphone avec votre agent. Cela fait partie du contrat que vous avez signé avec Foot Locker. Ils font une promotion pour les fêtes. – je l'ai noyé sous mon verbiage. – C'est le volet audio. »

J'espérais qu'il percuterait sur quelques mots clés et penserait de lui-même qu'il était censé accepter.

« OK, parfait », a-t-il lâché avant de finir l'enregistrement.

J'ai aussitôt filé. À peine sorti du stade, j'ai repris la direction de l'aéroport et j'ai appelé Kenny depuis un autre kiosque téléphonique pour lui faire entendre l'enregistrement. Le lendemain, la publicité était diffusée sur toutes les radios du pays.

« C'est plutôt marrant, concède SEAL sans esquisser le moindre sourire.
– Et maintenant, vous voulez entendre l'histoire du grand poulet rouge ?
– Non. »

15 heures

SEAL m'accompagne dans la salle de gym du sous-sol afin de faire quelques pompes. Notre maison du Connecticut dispose d'une salle de gym. À côté se trouvent un hammam et un sauna. C'est comme un complexe de fitness en modèle réduit et j'adore y passer du temps.

J'ai acheté cette maison il y a sept ans et, à peine l'acte de vente signé, j'ai demandé à faire casser tout l'intérieur. Je travaillais à cette époque au développement de Marquis Jet et je souhaitais disposer d'un endroit où recevoir des clients. L'une des choses les plus importantes sur lesquelles j'ai insisté auprès de l'architecte d'intérieur, c'est que je voulais un hammam dont on ne voudrait plus sortir. Certes, j'avais donné mon avis sur la couleur des murs et le plan de la maison, mais c'était le hammam qui me tenait le plus à cœur. Cette salle de gym avec son espace spa, c'est mon refuge personnel.

Nous effectuons 20 séries de 20 pompes avec une minute de repos entre deux séries. Laissez-moi répéter… 20 séries de 20 pompes !!! Les dix premières séries sont plutôt faciles. Mais la seconde partie me vide de mes forces. Je persévère jusqu'à parvenir à la dernière série. Je suis perclus de crampes.

« Continue ! QU'ON EN FINISSE AVEC CES CONNERIES, ENFOIRÉ ! »

Je m'acharne. Il me faut tenir en position de planche pendant vingt secondes après chacune des vingt dernières pompes, mais j'arrive au bout.

Nous en sommes à 700 pompes aujourd'hui, en comptant les 300 effectuées plus tôt.

SEAL insiste pour que j'en fasse 300 de plus afin d'arriver au chiffre symbolique de 1 000. Il me supplie de continuer.

« J'en suis physiquement incapable », je lui réponds.

Et c'est vrai. Il me serait impossible de faire ne serait-ce qu'une pompe de plus. Je ne peux même pas faire la posture de yoga du chien tête en bas. Je remonte les escaliers, les bras pendant le long de mon corps.

Nous décidons de nous en tenir là pour l'entraînement aujourd'hui et je pars me reposer dans mon canapé. J'attrape un exemplaire du *Sports Business Journal* et m'intéresse à quelques transactions de joueurs. Ces quelques heures de repos me donnent l'impression d'être en vacances et je me sens très bien.

Total de l'entraînement : 26 kilomètres et 700 pompes

Jour 24

Tempête de neige

Plus les conditions sont dures, plus je m'éclate.
– SEAL

Connecticut
-15 °C
0600

Nous nous réveillons en pleine tempête de neige. Près de 40 centimètres de neige sont tombés durant la nuit et le blizzard souffle maintenant à plus de 50 km/heure pour une température ressentie de -22 °C. Par miracle, mes abducteurs vont mieux. Peut-être ne s'agissait-il que d'une crampe ?

Un bandeau défilant au bas de mon écran de télévision indique « Alerte météo – conditions extrêmes ». Les chaînes d'information locales du Connecticut préviennent tous leurs téléspectateurs : « Ne sortez pas de chez vous à moins d'une urgence. »

« C'est parfait », se réjouit SEAL.

Il contemple l'écran de télévision en secouant la tête comme s'il écoutait le rappeur Jay-Z, à cette nuance près qu'il ne porte pas d'écouteurs.

Enfin, il se décide. « Il faut qu'on aille courir. »

J'imagine qu'il s'agit pour lui d'une urgence.

Nous partons courir 6 kilomètres dans la montagne.

SEAL décide de porter sur lui le gilet lesté de 23 kg. Il a perdu l'esprit. Je ne saurais expliquer combien il est difficile de courir compte tenu des conditions climatiques, qui plus est avec un gilet lesté. Quand nous rentrons à la maison, je crains d'avoir le corps complètement gelé. Ma polaire est si froide et humide que cela me fait mal quand je l'enlève. En fait, elle est gelée. J'arrive à la retirer ; elle tient debout toute seule sur ma chaise.

Nous faisons 144 pompes, puis dix autres pour faire bonne mesure.

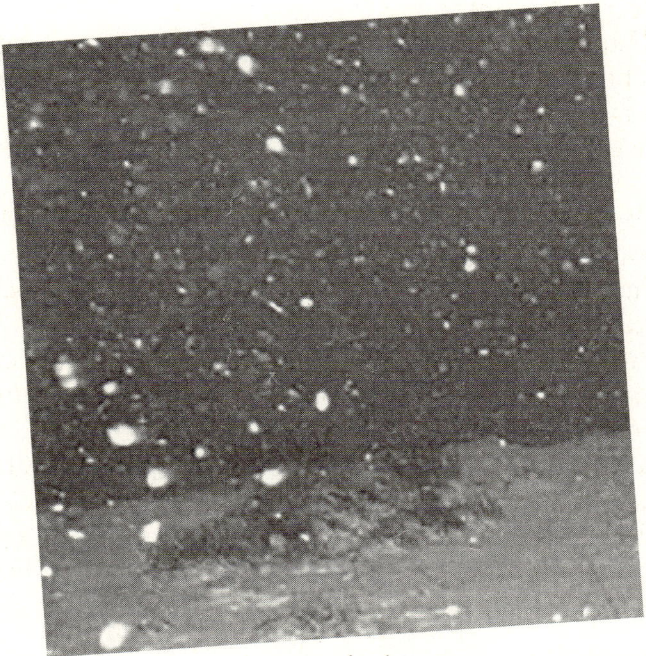

Tempête de neige

14 heures

Sara sort chercher le courrier. La boîte aux lettres se trouve à l'extrémité de notre allée, à une cinquantaine de mètres de la porte d'entrée. Le seul obstacle ou « danger » entre la porte et la boîte aux lettres vient de l'herbe, qui est recouverte de neige. Le danger vient de ce que quelqu'un pourrait glisser sur une plaque de verglas. Ce que je veux dire par là, c'est qu'aller chercher le courrier n'est pas quelque chose de si périlleux. Cela n'apparaît pas sur notre radar comme étant quelque chose dont il faudrait s'inquiéter.

Sara revient avec trois enveloppes et un catalogue de mode. Elle commence par ouvrir l'emballage du catalogue.

SEAL est blême.

« Sara, il faut changer vos habitudes.

– Mes habitudes ?

– Oui, vos habitudes. Vos HABITUDES ! L'heure à laquelle vous allez chercher votre courrier. Elle est là, votre habitude. C'est toujours à la même heure. C'est prévisible.

– Je vais chercher le courrier après le déjeuner, répond-elle. C'est ce qu'il y a de plus pratique.

– Pourquoi après le déjeuner ? demande SEAL d'un air perplexe. Ça me paraît très ordinaire.

– Parce que le facteur passe à ce moment-là, répond-elle. Il nous apporte le courrier après le déjeuner.

– Précisément ! Vous le savez. Et je le sais. De toute évidence, le facteur le sait aussi. J'imagine donc que TOUT LE MONDE le sait. Il est évident que vos voisins le savent.

– Mais je ne fais qu'aller chercher le courrier… dans la boîte aux lettres… de notre maison, répond-elle.

– Faites-moi plaisir. Arrêtez d'aller le chercher à la même heure à chaque fois. Allez-y une heure plus tard demain. Changez vos habitudes, Sara. Changez vos habitudes. »

2100

Sara et moi dînons avant d'aller coucher Lazer. Rien d'exceptionnel au menu, juste des burgers végé et une salade composée. Peu après avoir couché Lazer, nous nous glissons à notre tour sous nos draps pour regarder un peu la télévision. Je ne tarde pas à m'endormir, mais je sens que Sara est toujours réveillée et continue de regarder CNN.

Vers 21 heures, j'entends Sara sortir du lit. Elle fait attention à ne pas me réveiller, mais j'apprends peu à peu à garder mes sens en alerte. Je me redresse.

« Tu vas où, chérie ?, je lui demande.

– J'ai entendu du bruit au sous-sol. On dirait que le générateur électrique s'est allumé.

– De quoi tu parles ? »

Sara descend vérifier l'origine du bruit avant que j'aie eu le temps de lui poser une autre question.

Elle revient environ huit minutes plus tard. Elle se glisse sous les draps et me dit : « Tout va bien. C'est juste SEAL qui pédale sur le vélo stationnaire. Il voudrait engranger quelques kilomètres et il ne voulait pas pédaler dans la neige. »

Nous nous réveillons le lendemain matin, à 7 heures, en entendant *toujours* ce bruit de générateur électrique. Cette fois-ci, c'est moi qui descends voir. À mesure que je me rapproche du sous-sol, je peux entendre le bruit provenant de la salle de gym, avec une musique en arrière-fond. J'ouvre la porte de la salle et me prends une vague d'air chaud en pleine figure. Comme si quelqu'un m'avait braqué un sèche-cheveux sur le visage. La pièce est aussi chaude qu'un sauna tandis que toutes les fenêtres sont couvertes de buée. Devant moi, toujours sur son vélo, torse nu, SEAL pédale au-dessus d'une énorme flaque de sueur. Il ne me regarde pas. Il sait évidemment que je suis là, mais il ne prononce pas un seul mot. Pas même un bonjour. Il n'a pas l'air heureux – rien de neuf, je sais. Il continue de pédaler.

Il a pédalé toute la nuit. Dix heures de suite, sans s'arrêter.

Total de l'entraînement : 6 kilomètres et 154 pompes

Jour 25

Va te tremper les couilles

La peur est l'un des plus grands moteurs.
La colère en est un autre.
– SEAL

Connecticut
-15 °C
0930

SEAL m'emmène courir 8 kilomètres sur Wanzer Hill. Il s'agit de la principale artère dans le coin et la pente y est si raide qu'elle semblerait presque à la verticale. Les panneaux routiers devraient avertir du danger. Certains véhicules sont incapables de la gravir, même avec une bonne météo. En plus, aujourd'hui, nous avons de la neige et de la glace, ce qui fait que nous courons plus lentement, plus difficilement, en ayant plus froid que d'habitude.

Mais au fait, SEAL n'a-t-il pas pédalé toute la nuit ? Qu'est-ce que c'est que cette connerie ? Il n'a pas arrêté !

Quand nous rentrons à la maison, je me plains d'une douleur au tendon qui me fait un mal de chien (une vieille blessure de basket) et de ce que mon pied est enflé. Vraiment enflé.

« J'ai la solution. On va aller jusqu'au lac et on va rafraîchir ton pied, indique SEAL.

– Aller jusqu'au lac ? Mais il est gelé.

– Ça n'a rien d'une blague. On y va », dit-il.

Je sais que l'idée paraît complètement idiote, mais je lui trouve un certain charme. Je suis même excité. Je me suis toujours demandé à quelle température pouvait être l'eau sous une couche de glace. Nous descendons jusqu'au lac en courant dans 60 centimètres de neige. Je suis habillé avec des baskets, des chaussettes, un short et un sweat-shirt. Nous avons environ 300 mètres à parcourir en pente. Je trébuche et tombe tête la première dans la neige à deux reprises avant de parvenir au lac. SEAL descend avec grâce et légèreté, comme si cela ne lui demandait aucun effort. Il se déchausse dès que nous arrivons sur la berge et déniche un trou dans la glace suffisamment gros pour l'accueillir.

Et il saute dedans ! Le lac est gelé, mais pas entièrement. L'épaisseur de glace est plus fine à certains endroits au bord du lac.

« Avance sur l'épaisseur de glace ! », me lance-t-il.

Je vous assure que c'est vrai.

J'avance à quatre pattes sur l'épaisseur de glace et me rapproche centimètre par centimètre du trou dans lequel SEAL a sauté.

« REJOINS-MOI, ENFOIRÉ. SAUTE DANS CETTE PUTAIN DE FLOTTE ! »

Il a perdu les pédales.

« Non. Je ne peux pas. Je suis désolé. J'en suis incapable.

– Putain, ramène-toi. Saute ! », répète-t-il.

Ses lèvres ont viré au bleu.

« T'es un putain de trouillard, Itzler, ramène ton cul. »

Je me déchausse. J'enlève mes chaussettes. On nage en plein délire.

« Ramène-toi. Trempe tes couilles. SAUTE, ITZLER ! »

Je plonge mes jambes jusqu'aux genoux. J'ai l'impression que quelqu'un est en train de me scier les jambes. Ou peut-être que j'aimerais que quelqu'un me scie les jambes.

« PLUS PROFOND ! », gueule-t-il.

Je m'enfonce centimètre par centimètre, jusqu'au torse.

Puis, tout à coup, l'expression de son visage change. Il n'est plus animé par la colère. Il fronce désormais les sourcils et s'inquiète.

« Il nous reste cinq minutes avant de faire une hypothermie. SORS TOUT DE SUITE ! »

Quoi ?

« Fais en sorte de ne pas toucher la glace avec ta peau en ressortant, sinon tu resteras collé. »

« Quoi ??? »

« Comme cet enfoiré dans le film *A Christmas Story*. Tu récupères tes baskets et tu t'en sers comme si c'était des gants, tu t'arraches du trou avec et tu repars sur la glace en marchant à quatre pattes sur la pointe de tes pieds nus », gueule-t-il.

Il me faut deux bonnes minutes pour m'extirper de l'eau et revenir sur la terre ferme. Mon esprit fait le décompte comme si j'étais McGyver. Il nous reste trois minutes avant de faire une hypothermie. Nous remontons la pente qui mène à la maison en courant pieds nus dans la neige.

SEAL continue de gueuler :

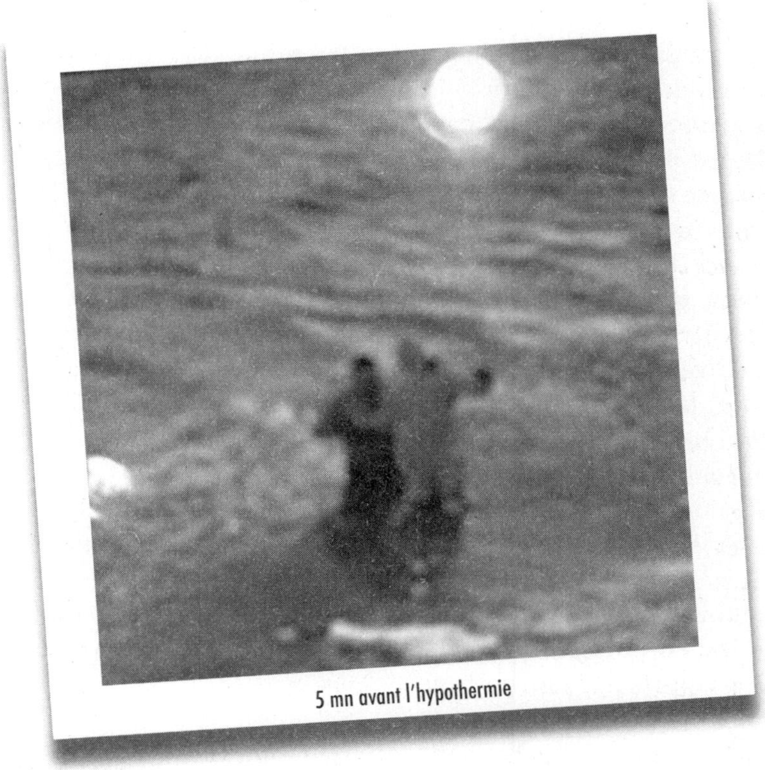

5 mn avant l'hypothermie

« Il nous reste deux minutes… Cours ! »

À mi-chemin de la pente, mon corps est boosté par la peur. Je n'ai aucune pensée cohérente à l'esprit, sinon celle consistant à gravir cette colline. J'ai le sentiment que je vais perdre mes orteils. Je ne sens plus mes genoux. À chaque foulée que je fais, je crains que mes jambes ne se brisent comme une tasse de porcelaine qui se fracasserait contre le sol. Les choses vont mal.

Enfin, nous parvenons au sommet de la butte. Nous pénétrons dans la maison, nous nous débarrassons de nos affaires trempées, nous nous séchons avec des serviettes, des manteaux, tout ce qui nous tombe sous la main.

Sara se plante devant nous, et je ne pense pas l'avoir jamais vue aussi énervée. « C'est la chose la plus stupide que j'aie jamais vue ! », hurle-t-elle.

« Je suis désolé, je réponds.

– Désolé ? Tu as oublié que tu étais un père ? Tout le monde sait qu'il ne faut pas marcher sur la glace d'un lac gelé ! »

Elle se retourne vers SEAL. « Et vous ! », lui lance-t-elle. « Vous devriez avoir honte ! J'aimerais bien savoir quel bienfait médical cela peut apporter de sauter dans un lac gelé.

– Aucun, Sara ! Mais c'est pour ça que votre mari a SIGNÉ ! Il n'y a aucun avantage à en tirer. »

Quinze minutes plus tard…

SEAL vient me voir et me confie : « Il faut qu'on tire profit de toutes ces conneries. Il faut qu'on tire profit de ce shoot d'adrénaline. »

Pardon ?

Nous effectuons 15 séries de 15 pompes à la minute (225 pompes). Durant tout ce temps, je ne cesse de penser : Personne ne croira jamais ce que je fais. Personne. Mais je suis désormais si impliqué que j'accueille tous les défis qui se présentent à moi. C'est comme si le plus dur était désormais derrière moi, et je ne peux m'empêcher d'éprouver un sentiment de fierté.

Vingt minutes plus tard…

SEAL passe me voir dans ma chambre. Je suis assis dans un fauteuil, les pieds légèrement surélevés afin de soulager ma cheville enflée. « Il ne nous reste plus que quatre jours. Nous devons repousser nos limites. Tu n'en as pas fini. Tu n'es pas encore prêt à revenir dans le monde réel », me dit SEAL.

Je reste silencieux un instant et réalise… qu'il a raison. Ma vie avec SEAL n'est pas le monde réel. Je pense alors à ce qui va se passer quand il partira. Cela va créer un grand manque. Les vingt-cinq derniers jours ne ressemblent à rien de ce que j'avais pu vivre précédemment. Je n'aurais pas cru cela possible, mais il va me manquer. Toute cette folie va me manquer. La souffrance va me manquer. Le fait qu'il soit aux commandes va me manquer.

« On va se faire des tacos pour le dîner, je propose.

– Des tacos ? Va te faire foutre avec tes tacos, répond-il. On va aller dans le hammam.

– Le hammam ?

– Ouais, le putain de hammam. On va régler cette saloperie sur une température de 50 °C et on va y rester 30 minutes. Interdiction de se verser de l'eau sur la figure et interdiction de parler (comme par hasard), mais on aura droit chacun à un verre d'eau de 33 cl. Je vais tester ta VOLONTÉ. »

SEAL règle la température du hammam sur 50 °C et nous attendons vingt minutes, le temps que celle-ci soit atteinte. Nous nous déshabillons pour ne garder que nos caleçons et entrons. Afin de maximiser le ressenti, SEAL m'ordonne de m'asseoir sur mes mains et de garder mes bras tendus contre mon corps. Cela nous oblige à nous tenir droits et rapproche nos têtes du plafond du hammam.

« Ça chauffe », dit-il.

TU M'ÉTONNES !

En conservant nos têtes droites, nous nous assurerons une « exposition maximale », répète-t-il.

Alors, on y va.

Cinq minutes… pas de problème.

Dix minutes… pas de problème.

Douze minutes… je vide mon verre d'eau d'un trait.

Quinze minutes… pas de problème.

Vingt minutes… ça devient compliqué.

J'entends comme un sifflement.

J'ai du mal à voir quoi que ce soit en raison de la transpiration.

J'espère que le sifflement ne provient pas de moi.

Les battements de mon cœur s'accélèrent. Ma peau ressemble à celle d'un poulet ébouillanté.

Je suis en surchauffe.

La nausée me gagne.

SEAL est assis dans l'angle opposé au mien et j'arrive à peine à le distinguer. Je l'entends siffloter et ça me rend dingue. On dirait l'air d'une chanson des Beach Boys. Ça ne peut pas être ça. Je dois être en train d'halluciner. *Plus que neuf minutes*, je me dis. Mais ça ne fonctionne pas. J'essaie de penser à autre chose, je m'occupe l'esprit avec des statistique de baseball : la moyenne de points de Jeter, la moyenne défensive de Jason Kipnis, la moyenne de buts sur balles de Mariano Rivera.

JE PARS EN VRILLE !

Je sais désormais ce que peut ressentir un sachet de nouilles chinoises placé au micro-ondes.

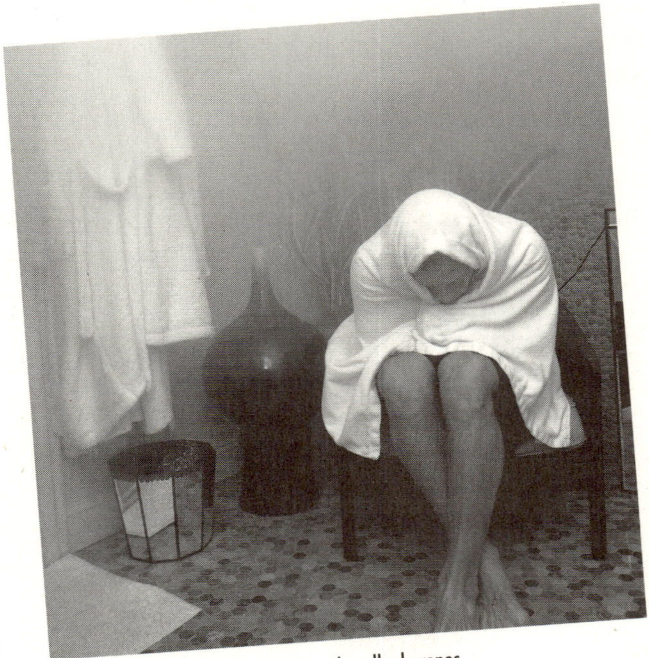

Assis dans la salle de repos

Un, deux, trois, quatre… Je commence à compter dans ma tête jusqu'à cent. *Onze, douze, treize…*

Je suis au bord de l'évanouissement.

« Je ne pense pas pouvoir tenir plus longtemps », dis-je, rompant ainsi 21 minutes de silence. « Je suis désolé. »

Je n'attends pas qu'il me réponde. Je me relève et me jette sur la porte en verre pour l'ouvrir, manquant de me fracasser contre elle.

SEAL me suit, un nuage de vapeur s'échappant du hammam tandis que la porte reste ouverte.

« OK. Trente secondes de pause, et on y retourne. »

Je ne bouge pas d'un poil. Il se rapproche de moi pour me regarder de plus près.

« Whaou », fait-il en se baissant vers moi qui suis accroupi et recroquevillé contre le mur. « T'as pas l'air en super-forme. »

Sa silhouette m'apparaît floue et son visage déformé, comme dans un palais des glaces.

« Goarblogger rasootooootle, je réponds.
– Mec, il va falloir AVORTER la mission », dit-il.
Avorter ?
Je reste assis dans un fauteuil en dehors du hammam pendant ce qui me semble être une journée entière. SEAL ne vient pas vérifier comment je me sens. Mon cœur bat à tout rompre. Au bout de 35 minutes, je commence finalement à reprendre mes esprits. Mon rythme cardiaque redescend à 119. Je transpire toujours comme si je me trouvais en plein désert au mois d'août. Je bois cinq petites bouteilles de Zico d'affilée, mais il me faut encore 90 minutes supplémentaires pour me sentir redevenir vaguement humain.

Deux heures plus tard…

Je suis retourné dans ma chambre et SEAL passe me voir. Je suis sous les couvertures en train de regarder CNN. Il me demande si je vais mieux.
« Un peu mieux, je réponds.
– Parfait, alors, on y va. »
On y va ?
« Tu ne sais même pas ce que veut dire souffrir, enfoiré », m'assène-t-il sur un ton qui ne laisse guère de place à la discussion. Mais il a raison. J'ai vécu une vie confortable.
Il m'ordonne d'aller faire un jogging dehors, mais seul, pour « assouplir mes articulations » (celles qui ont été chauffées à blanc dans le hammam ou celles qui ont été congelées dans le lac ?). Il veut que j'apprenne à « mieux me connaître ». Il veut que je ressente le « pouvoir de la solitude ». Je ne sais pas trop où il veut en venir. En fait, je ne comprends rien à ce dont il parle.
Mais je pars dehors.
Seul.
Avant que je ne parte, il me tend une lampe torche car il fait nuit très tôt désormais. « Fais attention aux plaques de verglas », me conseille-t-il.
« Merci. »
Je cours d'une foulée tranquille sur 7 kilomètres. À mon retour à la maison, SEAL m'attend déjà. Assis sur le pas de la porte, dans la neige, il mange une pomme.

« Beau travail. Tu as besoin d'acquérir cet état d'esprit personnel », dit-il.

Je ne sais toujours pas de quoi il parle.

« Maintenant, tu rassembles toutes tes forces et tu me fais 100 pompes avant d'entrer. Ça fait 10 pompes toutes les 30 secondes. Je ne déconne pas, mec. On n'est pas des touristes dans un putain de village vacances. »

Quoi ?

Mais j'obtempère et commence à faire les pompes. SEAL refuse la première que je fais.

« Recommence. Il faut que ton nez descende jusqu'à toucher la neige. Je croyais pourtant qu'on avait dépassé le stade des gamineries. »

2000

Il avait raison, rien à foutre des tacos. Je fais réchauffer deux burgers végé. Je suis obsédé par les MorningStar Grillers Prime[1] et ce soir je sens que je pourrais dévorer toute la boîte. SEAL me rejoint alors que le micro-ondes vient de biper pour indiquer que le repas était prêt.

« Tu as le choix. Manger d'abord et faire 250 pompes ensuite, *ou* manger ensuite et choisir de faire ce qui se cache derrière le rideau numéro 2. »

Se serait-il brusquement transformé en Bob Barker[2] ? Je ne me pose même pas la question. Je me contente de répondre : « Je choisis le rideau numéro 2. »

Eh bien… *encore des pompes*. Nous en faisons 12, puis 8, puis 6, et nous enchaînons avec 4 pompes toutes les 15 secondes suivies d'abdominaux où il faut en faire le nombre maximum pendant 60 secondes. Nous prenons une minute de repos, puis nous recommençons, pendant 30 minutes. Je suis fracassé.

Total de l'entraînement : 15 kilomètres, 775 pompes, 125 abdominaux, 21 minutes de hammam, baignade dans le lac gelé

1. Marque de hamburgers végétariens.
2. Producteur et animateur américain de jeux télévisés.

Jour 26

Cible prioritaire

Sache ce qui est important à tes yeux et défends-le, à tout prix.
– SEAL

Connecticut
-2 °C
0800

J'ai récupéré des suites de mon malaise dans le hammam. Nous nous trouvons toujours dans le Connecticut, et SEAL et moi partons courir un circuit de sept kilomètres dans les montagnes environnantes. Je respire uniquement par le nez. J'ai l'impression de voler. Je regarde mon chrono : 35'17". Trois minutes de moins que mon dernier meilleur temps. Un record pour moi ! Je me sens en pleine forme.

Nous rentrons à la maison, prenons une douche, puis nous nous retrouvons dans le salon. J'allume la télévision.

Faire en sorte que SEAL regarde la télévision peut s'avérer difficile. Les seuls programmes qu'il peut regarder sans bouger sont les programmes sportifs. Il y a quelques matchs de football universitaire aujourd'hui à l'antenne, alors j'espère qu'il ne me demandera pas de porter le gilet lesté pendant le deuxième et le quatrième quart-temps. Je me demande s'il songe à son départ. Cette idée n'a pas quitté mon esprit au cours des derniers jours. Au début, pour être tout à fait honnête, j'avais hâte que nous arrivions à la fin du mois. Mais je commence à m'attacher à lui. J'apprécie l'attention qu'il porte à la sécurité de ma famille. Cela m'amène à m'interroger…

« Dites-moi, SEAL, je lui demande. Que feriez-vous si un intrus pénétrait dans la maison ? »

SEAL se tourne lentement vers moi et me dévisage. Il me fixe d'un air neutre, impassible. Puis il reporte son regard sur la télévision sans avoir répondu à ma question.

« Non, vraiment, j'insiste. Que feriez-vous ? »

Il hoche lentement la tête.

« Je crois que tu sais ce que je ferais, répond-il en fixant la télévision.

– Dites-moi.

– Je protégerais le principal.

– Qu'entendez-vous par principal ?

– C'est la question à un million de dollars, répond-il. Qu'est-ce qui te tient le plus à cœur, Jesse ? Qu'est-ce que tu crains le plus de perdre ? Cette TV avec écran géant ? Les disques d'or que tu possèdes ? Les bijoux ? Le cash ? À quoi tiens-tu le plus ?

– Non, je réponds. Rien de tout cela.

– Alors ? demande-t-il.

– Mon épouse et mon fils.

– Parfaitement, Jesse, répond-il. Ce sont là tes priorités, et aussi longtemps que je serai dans cette maison, ce seront également mes priorités. Tu m'as demandé ce que je ferais. Je les protégerais quel que soit le prix à payer. Et malheureusement pour toi, tu passes après eux. »

Je réalise seulement à ce moment-là, malgré tout le temps que j'ai passé avec SEAL, qu'il n'a jamais cessé d'avoir Sara et Lazer à l'œil. Le plombier, la camionnette blanche, le serveur… Il s'agissait de « nous » protéger. Bien sûr, nous nous sommes entraînés, mais notre relation va désormais plus loin que ça. Nous avons des « priorités » sur lesquelles il faut veiller.

2100

J'informe SEAL que je dois prendre quelques heures pour « solder l'année » et je le supplie de ne pas me déranger. Il acquiesce.

« Vas-y et fais ce que tu as à faire, mec. »

Je rassemble toutes mes notes et mes listes de « choses à faire » de l'année écoulée et fais le bilan de ce que j'ai pu accomplir, de mes forces et de mes faiblesses. J'effectue également mes donations et rédige quelques cartes de vœux. Solder l'année procure un sentiment d'accomplissement.

À peine sorti de mon bureau, j'entends SEAL m'interpeller : « Il faut qu'on aille courir. »

Nous partons courir 8 kilomètres en donnant tout ce que nous avons. Je me donne à fond, mon corps réagit sans problème. Bon Dieu, je me sens en pleine forme ! Presque immortel. Je me sens prêt à tout. J'ai comme l'impression que ça commence à payer.

Total de l'entraînement : 15 kilomètres

JOUR 27

1 000 POMPES

Je ne fête pas les victoires, mais j'apprends de mes échecs.
– SEAL

Connecticut
-11 °C
0800

SEAL me lance : « Aujourd'hui, c'est le jour où l'on touche au but. Aujourd'hui, tous tes efforts vont payer. On va voir si tu es capable de faire 1000 pompes. »

Je commence la journée par 10 rapides séries de 10 pompes. Nous marquons une pause de 30 secondes entre deux séries. Je me sens bien. Je me repose.

Total : 100 pompes.

Deux heures plus tard...

Une première série de 1-18 pompes, puis une série de 29 pompes pour finir (8'58"). Je me repose peut-être sur ma mémoire musculaire car j'ai déjà procédé ainsi auparavant, mais je me sens toujours bien. Je me repose à nouveau.

Total : 200 pompes.

Une heure plus tard...

Encore une série de 1-18 pompes, puis une série de 29 pompes (8'30"). Cela devient plus difficile. Je dois prendre sur moi pour les faire. Pour les cinquante dernières, je dois conserver une position de planche pendant quelques secondes avant de pouvoir descendre et remonter.

Total : 200 pompes.

Trois heures plus tard…

Encore une série de 1-18 pompes, puis une série de 29 pompes (8'30"). J'avance désormais sur un terrain très difficile. Je marque de longues pauses entre chaque série de pompes. Mais j'y arrive. Mes triceps sont en feu.

Total : 200 pompes.

1600

25, 25, 25, 25-1-18, 15, 14. Les séries s'enchaînent avec brutalité. Mes bras tremblent comme des feuilles au vent. J'ai l'impression d'avoir les triceps percés d'aiguilles. Je n'ai encore jamais ressenti de telles douleurs et je commence à m'inquiéter. SEAL me dit d'en « faire abstraction » et de continuer.

« Fais un effort ! », gueule-t-il.

Il faut que je prenne 2 minutes de repos avant de pouvoir entamer la série de 15 pompes. Il me faut ensuite 5 minutes de pause avant d'entamer la dernière série, celle de 14 pompes. Mais maintenant que j'approche du but… il est inimaginable d'abandonner !

Total : 300 pompes.

Au cas où vous n'auriez pas fait l'addition, cela fait 1 000 pompes.

Mille pompes !

En une seule journée. Putain de merde ! Je vais m'asseoir sur le canapé de la salle de gym, à côté du hammam, et je souris. Pour la première fois depuis le début de toute cette histoire, je suis réellement fier de moi. Non pas parce que je viens d'effectuer 1 000 pompes, mais parce que je suis allé jusqu'au bout de mon voyage. Je repense à la première journée avec SEAL et à la première série de pompes que nous avons faites. Cela prouve à mes yeux que si vous poussez votre corps à fond, alors votre corps répondra.

1900

J'ai le corps enflé en raison des pompes. J'ai l'impression de porter une combinaison de plongée qui aurait été remplie d'air. Je suis lessivé. Mais aux yeux de SEAL, les victoires ne peuvent être qu'éphémères. Il m'explique qu'il ne fête jamais un exploit. Une fois qu'il a atteint son objectif, il est temps de passer à l'objectif suivant. Nous n'en avons pas fini avec notre entraînement. Il est temps de passer à l'objectif suivant.

SEAL et moi partons courir six kilomètres.

Une fois rentrés, SEAL me dit d'aller me reposer un peu car je l'ai mérité. Je n'en suis pas certain, mais je pense qu'il s'agit d'un compliment. Il est lui aussi fier de moi. Je pars dans ma chambre et branche la TV sur ESPN afin de regarder une rétrospective du Super Bowl. SEAL gagne sa chambre. Il continue à faire des pompes – 25 pompes toutes les 10 minutes – comme il a commencé à le faire depuis 4h30 ce matin. Et il continue jusqu'à minuit. Il accumule 2 500 pompes au cours de cette journée. *Surhumain.*

En termes de fitness, il n'y a jamais de ligne d'arrivée. On peut toujours faire mieux. En ce qui me concerne, j'imagine qu'il me reste trente ou quarante ans à vivre sur cette planète. Mais combien d'années durant lesquelles je serai suffisamment jeune et en bonne santé pour m'entraîner ? Je voudrais faire l'expérience de ce qu'il y a de mieux au monde. Par exemple, je n'ai jamais sauté dans la mer du haut d'une falaise – il faudrait que je le fasse car je n'ai qu'une seule vie. C'est ainsi que je vois les choses maintenant. C'est ainsi que je ressens les choses. C'est ainsi que je vis ma vie.

Mille pompes, ce n'est pas rien. Je n'aurais jamais imaginé pouvoir le faire. Cela montre simplement que la répétition et la constance entraînent des résultats.

Total de l'entraînement : 6 kilomètres et 1 000 pompes

Jour 28

Faites grimper les enchères

Si vous ne vous lancez pas des défis, vous ne pouvez pas vous connaître vous-même.
– SEAL

Connecticut
-8 °C
0700

Ce matin, nous partons courir sur Leach Hollow Road, soit 14 kilomètres aller et retour. Parvenir jusqu'à Leach Hollow Road n'a rien d'évident. Mon ami Fish surnomme ce trajet « la course des grands costauds ». C'est une vraie tuerie. Des collines à n'en plus finir, un parcours éreintant, et 14 kilomètres sur ce terrain constituent un vrai challenge, quelle que soit la manière dont vous les abordez. J'ai effectué ce parcours avec de nombreux amis et seuls quelques-uns d'entre eux ont été capables d'aller jusqu'au bout.

Quoi qu'il en soit, je l'achève en 1 heure, 17 minutes et 41 secondes (une moyenne de 11,2 km/heure), mais avec une foulée plus rapide dans la seconde moitié du parcours que dans la première. Je mets 2 minutes de moins sur le trajet retour et je me sens en pleine forme.

Ce n'est qu'une fois de retour à la maison que les choses amusantes commencent vraiment.

« On ne peut pas en rester là. Il faut faire grimper les enchères, indique SEAL.

– Le lac ? », je propose.

SEAL acquiesce d'un hochement de tête.

Je l'accompagne dans son hochement de tête.

Nous restons là tous les deux à hocher la tête, conscients de la mission à venir.

Il n'y a qu'un seul problème. Cette fois-ci, il n'y a aucun trou dans la couche de glace en surface. Le lac est complètement gelé – 15 centimètres d'épaisseur de glace. Il y a même des enfants qui jouent au hockey dessus.

« J'ai un plan, lance SEAL.

– Si vous songez ne serait-ce qu'un instant à aller casser la glace, intervient Sara, n'essayez même pas de revenir à la maison. La surface du lac est solide comme de la pierre. »

Je ne sais pas si mon épouse possède une boule de cristal ou un troisième œil, mais je ne l'ai même pas entendue approcher. Elle s'est doutée de quelque chose en nous voyant hocher la tête. Mais je sais qu'elle aura plus tard une conférence téléphonique, alors nous attendons le bon moment.

Quand SEAL est certain que mon épouse ne nous surveille plus, il descend discrètement au lac, ramasse une pierre et commence à marteler la surface de glace. Quand je parle d'une pierre, je veux dire par là un rocher comme dans le dessin animé *Les Pierrafeu*. La pierre est énorme et SEAL doit s'accroupir pour l'empoigner à deux mains et la soulever. Je regarde les gamins qui jouent au hockey un peu plus loin, mais leur match s'interrompt rapidement car ils se mettent tous à observer SEAL.

SEAL se met au travail : Boom-craquement… Encore une fois… Boom- craquement… Et encore une fois… Boom-craquement…

Les joueurs de hockey regagnent la terre ferme.

La glace commence à se fendre. Je pense qu'il y a un petit orchestre, quelque part dans l'oreille interne de SEAL, qui interprète le thème musical du film *Rocky*. On dirait qu'il se trouve en haut des marches du musée des Beaux-Arts de Philadelphie et qu'il lève les bras en signe de victoire. Il lâche bientôt un hurlement animal. « Ouaaiiis ! »

Il enlève ses chaussettes, son T-shirt…. Et il saute dans le trou !!!

Je commence moi aussi à entendre la musique de *Rocky*.

Je peux y arriver. Je me débarrasse de mes chaussettes, de mon T-shirt, et je saute à mon tour !!!

Nous recommençons à deux reprises, puis nous repartons au pas de course vers la maison pour nous réchauffer.

J'ai le corps complètement gelé, mais je me sens en pleine forme. Étonnant !

Sara se tient sur le pas de la porte. Elle me fixe du regard, sans prononcer une parole. Elle adresse le même regard sévère à SEAL. J'ai l'impression d'avoir 7 ans. SEAL, qui n'ose pas la regarder en face, semble en avoir 5.

Mon fils regarde mes pieds d'un air intrigué. Ils sont comme

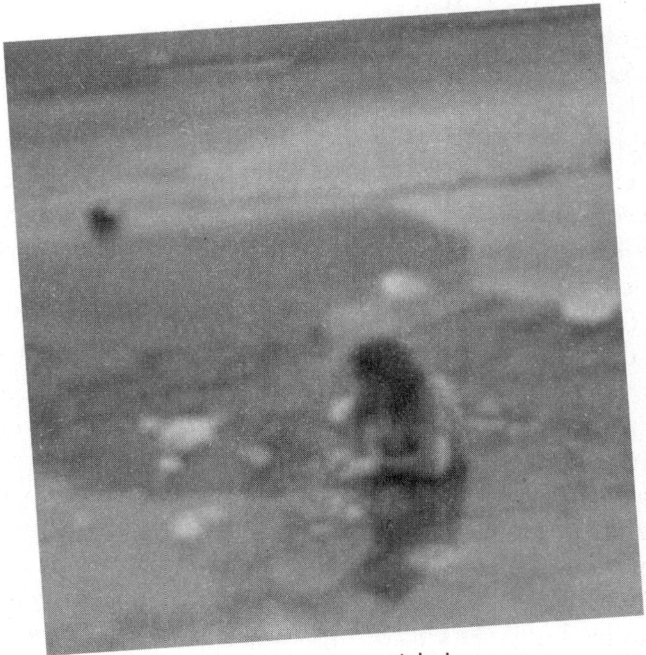

De retour dans le lac !

recouverts d'une teinture rouge.

Quant à SEAL… Il est déjà reparti s'entraîner sur le tapis de course.

Sara nous ignore pendant la moitié de la journée. En fait, elle n'est pas si fâchée que cela, en tout cas pas contre notre invité. C'est comme si elle avait voulu l'être, mais qu'elle en avait été incapable. Peut-être parce qu'elle sait que tout cela va bientôt finir, ou peut-être parce qu'elle a conscience que je ne le ferai sans doute plus jamais de toute ma vie. C'est trop dangereux.

17 heures… Trente minutes avant le dîner

Nous faisons 10 séries de 10 pompes toutes les 30 secondes (5 minutes).

Cela fait 100 pompes.

Puis nous faisons des séries 1-10, 10-1, puis 3 séries de 30. Encore 300 autres pompes !

20 heures

Je fais mes valises dans la chambre avec Sara. Nous partons pour Atlanta demain, mais nous n'y passerons qu'une nuit.

« Quand est-ce que SEAL part exactement ?, demande Sara.

– Dans deux jours, je réponds. Il va nous accompagner à Atlanta, il passera ensuite la Saint-Sylvestre avec nous ici dans le Connecticut, et de là il repartira chez lui.

– Il va me manquer », répond-elle.

Sara m'a déjà confié que SEAL était le meilleur hôte que nous avions jamais accueilli. Elle n'a jamais eu besoin de lui dire quoi faire, ni de lui indiquer quoi que ce soit. Il n'avait pas besoin de directives. Il était attentionné, poli, d'une propreté irréprochable. Mais là où SEAL a vraiment marqué des points, c'est quand la grand-mère de Sara, Nannie, est passée nous voir le temps d'une journée à Atlanta. Nannie semble tout droit sortie de la sitcom *The Andy Griffith Show*. SEAL s'est comporté en parfait gentleman avec elle et s'est montré très attentionné à son égard : il a porté ses sacs, lui a préparé le petit déjeuner et lui a donné le bras pendant la promenade. Elle l'a adoré. Quand Nannie était là, j'imagine qu'elle était « prioritaire » pour SEAL ! Par la suite, Nannie faisait référence à SEAL en l'appelant « ce charmant jeune homme ». Elle me disait toujours : « Jesse, ce charmant jeune homme… Ton ami est tout simplement charmant. »

Sara est occupée à plier soigneusement un chemisier.

« Cela fait un petit moment que j'y pense, finit-elle par dire. Je crois que nous devrions essayer de convaincre SEAL de rester un peu plus longtemps avec nous. »

Tout en regardant mon épouse ranger ses affaires, je songe à la différence que peut faire un mois. Je connais SEAL bien mieux que je ne le connaissais quand je l'ai rencontré pour la première fois, mais je ne le connais toujours pas très bien. Mais j'imagine que ce n'est pas sans raison.

Sara me ramène au moment présent en me lançant une couche. J'imagine qu'elle sait quelque chose que j'ignore. J'attrape la couche et m'apprête à rejoindre Lazer quand elle me fixe soudain du regard.

« J'y ai pas mal réfléchi. Je crois que moi aussi j'aimerais m'entraîner avec SEAL.

– Pas de problème, chérie, si c'est ce que tu veux vraiment, pose-lui donc la question. »

Je fais comme si de rien n'était, mais je suis *emballé* !

« Le seul truc, c'est qu'il ne doit pas s'attendre à ce que je saute dans un lac gelé », ajoute-t-elle.

Total de l'entraînement : 14 kilomètres, 300 pompes, lac gelé

Jour 29

Jusqu'à la dernière seconde

Je ne m'arrête pas quand je suis fatigué.
Je m'arrête quand j'ai fini.
– SEAL

Du Connecticut à Atlanta
De 2 °C à 31 °C
0900

Nous allons partir cet après-midi pour passer une journée à Atlanta afin de surveiller l'état d'avancement des travaux dans notre maison, mais nous sortons tout d'abord courir 17 kilomètres dans la pluie et la boue. La température s'est réchauffée et les routes sont glissantes.

« Il faut qu'on se fasse une belle course avant de prendre l'avion », a exigé SEAL.

Le parcours va nous conduire depuis la maison jusqu'à un restaurant situé sur la Route 22. Je ne sais absolument pas comment s'appelle ce restaurant, mais c'est le *seul* à proximité. Je sais en revanche qu'il nous sert de point de repère quand nous faisons la route en voiture depuis New York. Quand nous passons devant ce restaurant, il nous reste encore 15 minutes de trajet. Notre jogging ne va donc pas être si facile que cela.

J'explique à Sara que nous partons pour une heure et demie et que nous allons courir jusqu'à ce restaurant.

« Tu vas courir jusqu'au restaurant dans lequel nous commandons des plats à emporter ? Tu te fiches de moi ?

– Je ne me moque pas de toi, je réponds.

– Est-ce que tu peux me ramener un… », répond-elle en riant.

Comme anticipé, c'est un jogging solitaire, misérable et difficile sur un terrain vallonné.

SEAL ne doit pas avoir avalé sa pilule de patience ce matin en prenant ses vitamines car aussitôt le départ donné, il s'envole comme un dératé. Je peux l'apercevoir devant moi sur les premiers kilomètres dans les lignes droites, mais il ne tarde pas à disparaître hors de ma vue. Il arrive au restaurant avec 18 minutes d'avance sur moi.

Chronomètre : 1 heure et 36 minutes.

Sara saute dans la voiture et vient nous récupérer au restaurant 95 minutes après notre départ.

Quatre-vingt-dix minutes plus tard…

Il est midi. « Il faut que nous partions pour l'aéroport dans quelques heures », j'indique à SEAL. « Sara va nous tuer si nous sommes en retard. »

Deux minutes plus tard, je me retrouve sur le tapis de course afin de marcher 20 minutes sur une pente inclinée à 15 degrés à une vitesse de 6 km/heure.

« On arrivera à l'heure », me rassure SEAL.

Nous passons ensuite aux tractions – 3 tractions toutes les 45 secondes pendant 10 minutes.

« Il faut qu'on parte !

– Détends-toi. »

Nous faisons 10 pompes toutes les 30 secondes pendant encore 10 minutes.

Juste avant que je n'entame la dernière série, SEAL s'exclame : « Plus le temps ! Il faut qu'on y aille. »

Total de l'entraînement : 17 kilomètres, 20 minutes de tapis de course incliné à 15 degrés, 100 pompes et 30 tractions

Les skinheads

Je n'aime pas les connards et je n'aime pas les harceleurs.
– SEAL

Il fait un temps magnifique à Atlanta. Le soleil de Géorgie darde ses rayons chauds. Je suis seul dans notre jardin à l'arrière, à côté de la piscine, occupé à lire le journal, quand soudain notre femme de ménage s'approche. Elle semble confuse. Elle parle bien anglais, mais elle a parfois des difficultés à trouver ses mots.

« Vous venir, M. Jesse, dit-elle. Je inquiète. Deux hommes devant la maison demandent le propriétaire. Quelque chose ne va pas, M. Jesse. »

J'enfile donc un T-shirt et vais voir ce qui se passe.

Il y a en effet deux gars âgés d'une vingtaine d'années, tous deux vêtus d'un T-shirt blanc et d'un jean, qui enjambent notre petite haie pour approcher de la porte d'entrée. Ils exhibent tous deux de nombreux tatouages. Ils ont tous les deux le crâne rasé. Ils empestent tous les deux la marijuana.

Elle a raison. « Quelque chose ne va pas. »

La plupart de nos voisins sont des médecins, des avocats ou de jeunes cadres. Ils font leur jogging dans la rue ou pédalent sur de beaux vélos tout-terrain dans cette rue qui se termine en cul-de-sac. Et tous ont le sourire aux lèvres.

Notre propriété est parfaitement visible de la rue. Mais rien de spectaculaire. Elle bénéficie d'une pelouse bien entretenue, d'une allée assez large et d'une maison plutôt spacieuse. Bien que nous disposions de caméras de surveillance à l'extérieur, il faut y regarder à deux fois pour les repérer.

« Je peux vous aider, les gars ?, dis-je de ma voix la plus décontractée.

– Sûr, répond Skinhead numéro 1. Peux-tu me dire qui est le propriétaire de cette maison ?

– De quoi avez-vous besoin exactement ?

– Nous venons d'emménager dans le quartier, fiston », répond-il.

Le bonhomme m'appelle « fiston » alors que j'ai au moins 20 ans de plus que lui.

« Nous voulons rencontrer 1 000 voisins. Tous, jusqu'au dernier. Si nous y arrivons, cela nous fera des points bonus pour l'université. »

Numéro 1 sourit et me montre une liste à la con sur un bloc-notes.

« Nous avons déjà rencontré les Usher aujourd'hui. Tu sais où vivent les Usher, mec ? Eh bien, nous avons fait leur connaissance. »

Tout ce que je sais, c'est que les Usher ne vivent absolument pas dans le coin. Je pense plutôt que ces deux gars sont en repérage.

PUTAIN !

« Désolé, les gars, je ne vis pas ici. Je ne suis qu'un invité, je réponds en mentant.

– Alors, est-ce que tu peux aller chercher ton père, ou la reine mère ? Nous devons vraiment rencontrer le vrai propriétaire », affirme Numéro 2.

Il a vraiment l'air d'être un numéro 2.

Je rêve, ou ce gars m'a demandé d'aller chercher mon père ?

« Vous voulez que j'aille chercher mon père ?

– Ouais, lui ou la reine mère, rigole Numéro 1. Va chercher quelqu'un qui habite vraiment ici.

– Pas de problème, je réponds. Attendez-moi. »

Je prends la direction de la cuisine. SEAL est en train de se préparer un milkshake de conception militaire.

« Nous avons un problème », lui dis-je tout en regardant à travers la fenêtre qui ouvre sur l'avant de la maison.

SEAL suit mon regard. Un sourire éclaire son visage alors qu'il observe à travers la fenêtre. Les deux skinheads font alors mine de repartir, comme s'ils pressentaient que quelque chose clochait. SEAL finit tranquillement de vider son verre.

« Le spectacle va commencer », dit-il.

Vingt minutes plus tard, SEAL est de retour à la maison. Il tient son iPhone à la main. Il me montre une photo de Numéro 2 en gros plan. Son visage est aussi rouge que son cou et ses joues aussi gonflées que celles d'un poisson-lune. La peur se lit dans son regard.

« C'est lui ? », demande SEAL.

Sur la photo, vous pouvez voir la main de SEAL refermée autour du cou du gars. Cela me fait penser à la scène de *Star Wars* dans laquelle Darth Vader soulève un type par le cou.

« Oui, c'est lui ! »

SEAL range le téléphone dans sa poche et se dirige vers l'évier. Il prend le verre dans lequel il a bu un peu plus tôt et le lave.

« Eh bien ?

– Je leur ai expliqué que j'étais le propriétaire de la maison et que je n'avais pas envie de voir des connards comme eux chez moi, et que si jamais ils revenaient, je ferais en sorte qu'ils ne puissent plus jamais marcher. »

SEAL repose le verre sur l'évier. « Je ne pense vraiment pas qu'ils reviendront. »

Résolutions

Je ne veux pas ce que vous autres avez.
– SEAL

C'est le dernier jour de l'année. La plupart des gens prennent des résolutions pour la nouvelle année, et j'ai pris les miennes lors de notre vol retour vers le Connecticut ce matin.

Sara et moi recevons quelques amis à dîner ce soir à la maison. Nous ferons un tour de table et chacun d'entre nous dévoilera avant le dessert les résolutions qu'il a prises pour la nouvelle année. Je sais plus ou moins ce que je vais dire. Tout est carré dans mon esprit. J'ai hâte de me lancer.

Tout le groupe du « Merveilleux Mercredi » nous fera l'honneur de sa présence. Quelques années plus tôt, nous avons décidé de nous retrouver tous ensemble pour le réveillon du 31 décembre dans notre maison du Connecticut. Sara nous a surnommés les Super-Amis car nous aimons également courir des marathons ou d'autres courses ensemble. Le côté « super » implique une grande dose de confiance mutuelle. J'ai travaillé, j'ai rencontré et j'ai traîné avec de très nombreuses personnes au fil des années, mais les amis que j'ai aujourd'hui sont des amis pour la vie. Ce sont les hommes et les femmes avec lesquels j'irais au bout du monde.

Voici comment se déroulent la journée et la nuit : nous partons tous courir 14 kilomètres sur Wanzer Hill, puis nous dînons, buvons, etc., et tout le monde dort sur place.

Au cours du dîner, la conversation dérive sur les résolutions prises. Je suis curieux de savoir ce que SEAL va dire, pour autant qu'il prenne la parole. En fait, je crois que tout le monde ici est curieux de ce que va pouvoir dire SEAL. Une de nos amies annonce vouloir démissionner de son travail et créer sa propre entreprise. Un autre révèle qu'il veut déménager en Californie. Quand vient le tour de SEAL, tout le monde se tait.

« Je ne veux pas la même chose que vous autres. Je ne recherche rien de différent. Je vais continuer à faire ce que j'ai toujours fait, dit-il, si ce n'est que je vais essayer de le faire encore mieux. »

SEAL demande à ce qu'on l'excuse et se lève. Il part alors en direction du sous-sol pour grimper sur le vélo stationnaire. Quand il revient, plus tard, mes amis commencent à lui poser des questions. Il les fascine. Un grand cercle se forme autour de SEAL dans le salon. Il transpire toujours en raison de la séance de cardio qu'il vient de faire, mais il a placé une serviette sur ses genoux afin que sa transpiration ne vienne pas ruiner notre tapis. L'alcool a désinhibé un peu tout le monde. Il nous regarde tous. Il a baissé la garde. C'est comme s'il se montrait désolé d'avoir été un peu rude envers nous au cours du dîner.

« Je pense juste que vous n'accordez pas suffisamment de valeur à vos vies », dit-il d'une voix douce.

Jour 30

Dernière course

Si vous pouvez vous imaginer faire quelque chose, alors vous pouvez le faire. Si vous ne pouvez pas vous imaginer faire quelque chose, alors en général vous n'y arriverez pas.
– SEAL

New York
4 °C
1230

L'heure du déjeuner est passée et nous venons de rentrer à New York en voiture. SEAL m'a laissé tranquille ce matin. Je m'occupe de nettoyer la cuisine. Sara et SEAL sont dans le salon. Je vois alors mon épouse approcher.

« Alors, tu as demandé à SEAL s'il pouvait rester et t'entraîner ?, je demande.

– Il ne peut rester qu'un jour de plus, répond Sara. Il part demain. »

Ma femme peut se montrer très convaincante. Je suis surpris.

« Il a dit pourquoi ?

– Raisons professionnelles.

– Raisons professionnelles ? »

Sara hausse les épaules.

« C'est tout ce qu'il a dit ?

– C'est tout. »

Je suis à la fois déçu qu'il ne puisse pas rester et dévoré par la curiosité. Je sais cependant que ça ne servirait à rien de lui poser des questions. Quoi qu'il en soit, j'aime l'image que je me fais de SEAL devant partir au milieu de la nuit pour résoudre une prise d'otages en Syrie ou je ne sais où.

« Oh, il a cependant ajouté qu'il reviendrait pour m'entraîner, ajoute Sara.

– Vraiment ?

– Oui, pour autant que j'accepte de faire tout ce qu'il me demandera et que je n'impose *aucune* limite. »

SEAL entre dans la cuisine à ce moment-là. Il arbore le plus grand sourire que je lui aie jamais vu.

« Qu'est-ce qu'on mange ce soir ?, demande SEAL. Un grand poulet rouge ? » Il glousse comme si personne n'avait jamais fait une blague aussi drôle. Nous partons ensuite courir sur une boucle de 10 kilomètres dans Central Park. Ce sera notre dernière course ensemble.

J'ai couru mon premier jogging avec SEAL à New York il y a 30 jours de cela. Nous avions effectué le même parcours. Nous l'avions fait en 56 minutes et 4 secondes (10,5 km/heure de moyenne). Après un mois à m'être entraîné avec SEAL, je l'effectue à une moyenne de 12,9 km/heure.

Comme à l'accoutumée, nous n'échangeons pas un seul mot sur le parcours, bien que ce soit le dernier. Il n'y a pas d'épreuve finale, pas d'échange de félicitations, rien. Comme si nous n'étions que deux amis ayant l'habitude de courir ensemble tous les jours. Il n'y a rien non plus de particulier lors de la soirée qui suit. Nous dînons ensemble dans l'appartement. SEAL joue ensuite avec Lazer. Sara discute avec lui. Bien qu'elle tâche de ne rien montrer, je devine qu'elle est vraiment triste que notre séjour avec SEAL touche à sa fin. Je le suis également.

Le décompte d'aujourd'hui :
1 600 premiers mètres : 12 km/heure
1 600 mètres suivants : 12,8 km/heure
1 600 mètres suivants : 13,3 km/heure
1 600 mètres suivants : 13 km/heure
1 600 mètres suivants : 13 km/heure
1 600 mètres suivants : 13,2 km/heure
Total : 46 minutes 34 secondes (12,9 km/heure de moyenne)

Avant de rencontrer SEAL, j'allais parfois m'allonger sur le canapé sans vouloir rien faire de particulier, et surtout pas ce que j'avais à faire, en mode « Fait chier ». Je procrastinais.

Désormais, je ne pense plus de cette manière. Je garde à l'esprit qu'il faut se sortir du canapé et faire ce qu'il y a à faire. SEAL ne dirait jamais « Fait chier ». Il se barrerait du canapé et se mettrait au travail. Quelle que soit l'heure, la température, ou son état de fatigue. J'ai pris à mon compte sa mentalité « On doit faire ce qu'il y a à faire » et « Il n'y a aucune excuse qui tienne ». Je lui en suis reconnaissant.

Ma perception du temps aussi a évolué. J'ai accompli tellement plus quand SEAL était présent. J'étais bien plus efficace. Désormais, s'il me faut conduire quelques heures pour me rendre quelque part, je ne me laisse plus gagner par la frustration. Au lieu de cela, je songe à la chance que j'ai d'être assis au chaud et dans un environnement confortable. C'est étrange, peut-être parce que je suis plus dans le moment présent, ou parce que je suis plus reconnaissant des choses, mais quoi que ça puisse être, j'appréhende différemment le temps. Il s'agit peut-être d'un apprentissage de la patience ou d'une certaine maturité.

Ma volonté de ne pas abandonner ou m'arrêter a également évolué… à la fois dans mes entraînements sportifs et au travail.

SEAL a une mentalité « Rien à foutre » qui fait véritablement de lui quelqu'un de différent. Il compte parmi les rares Navy SEAL afro-américains, un Afro-Américain qui s'est illustré dans des sports d'endurance dominés par des Blancs. Il n'en a rien à faire. SEAL fait ce que SEAL a envie de faire. Il ne vit pas de la manière dont les gens lui disent qu'il faudrait vivre. Et il vit avec un objectif. Je l'admire pour cela. Sa normalité n'a jamais rien eu de normal. Nous avons cela en commun.

Le premier jour où SEAL est venu s'installer chez nous, il m'a dit que j'avais besoin de contrôler mon esprit. Sur le coup, j'avais jugé qu'il ne s'agissait que d'une formule ou d'une expression à prendre à la légère, mais je pense dorénavant qu'il y a une vérité là-dedans bien plus importante que je n'ai su le comprendre au premier abord. Notre esprit nous raconte parfois des mensonges à notre sujet et nous le croyons. Nous pensons que nous n'y arriverons pas. C'est faux.

Je n'ai jamais eu de véritable CV. J'ai toujours cru à l'expérience de la vie. Je regarde SEAL, qui prend des notes dans son calepin. Il veut simplement devenir meilleur demain. C'est désormais ce que je veux moi aussi.

Total de l'entraînement : 10 kilomètres

Jour 31

Une triste journée

La seule journée facile, c'était celle d'hier.
– SEAL

New York
-0,5 °C
0800

Je me réveille à 8 heures, et l'appartement semble différent : l'énergie qui en émane a changé.

Je me rends dans la chambre de SEAL, mais il n'y a plus de SEAL. Il est parti. Sa chambre est immaculée, son lit est fait – au carré. Vous pourriez y faire rebondir une pièce de 25 cents. Tout est rangé exactement comme ça l'était avant son arrivée. C'est comme s'il n'avait jamais été là. Irréel.

Quand j'entre dans la cuisine, je découvre une note.

Elle a été rédigée par SEAL.

Pas de pot de départ. Pas de cérémonie d'au revoir. Rien. Juste trois mots.

Hé, mec, merci.

C'est tout. Il n'a rien écrit de plus. Le mec m'a réveillé à 5 heures du matin pendant tout un mois, mais il n'a pas pris la peine de me réveiller pour me dire au revoir.

Je commence à réaliser que c'est fini. SEAL a regagné son camp de base.

Bien que SEAL n'ait laissé aucune trace de son passage dans sa chambre, ses empreintes sont visibles dans tout le reste de la maison. Ainsi, chaque chambre est équipée d'un extincteur et d'une lampe torche. Lazer, Sara et moi avons tous des tenues ignifugées dans l'éventualité où nous nous réveillerions une nuit et où, Dieu nous en préserve, l'appartement se soit transformé en brasier. Et, si les choses devaient vraiment dégénérer, nous avons derrière notre

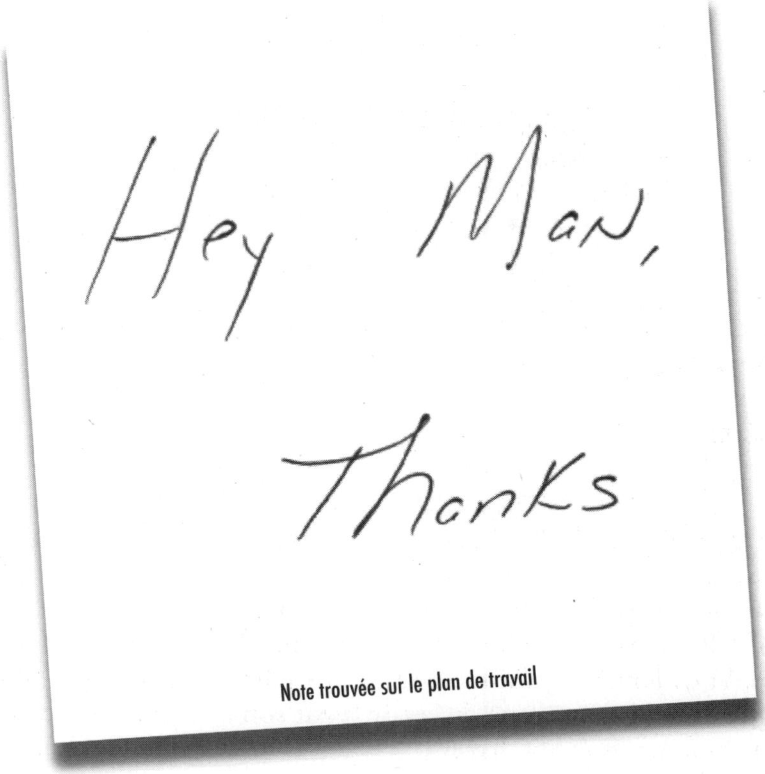

Note trouvée sur le plan de travail

comptoir un sac à dos gonflable qui se transforme en canot de sauvetage, avec ses pagaies et son moteur. Il se trouve là au cas où un nouveau 11-Septembre se produirait. Si quelqu'un nous pose une question à son sujet, je réponds ce que SEAL nous a expliqué : « C'est notre moyen d'exfiltration pour quitter Manhattan, enfoiré. » J'ai également fait quelques achats récemment dans un magasin d'articles de sport et de loisirs à Atlanta dans l'éventualité où nous devrions nous installer provisoirement chez quelqu'un.

SEAL m'a également marqué de façon indélébile. Je n'ai jamais été aussi fort, aussi rapide, doté d'un mental aussi puissant (emmenez-moi au bord d'un lac gelé et je vous montrerai !). Je peux faire 1 000 pompes en un jour. Je pulvérise les chronomètres que j'avais l'habitude de faire en courant dans Central Park. Je n'ai pas un gramme de graisse sur le corps. Mais atteindre ce niveau de forme physique n'a été qu'une petite partie de ce que SEAL a fait pour moi.

J'ai des maisons, un chauffeur, je peux affréter un jet privé. Je possède toutes ces choses. SEAL a une carte d'identité militaire et un peu d'argent sur lui. Il ne se déplace qu'avec cela, juste un sac à dos avec quelques affaires dedans. Il ne voulait pas vivre ma vie et je souhaitais vivre la sienne. Pour commencer, je vais simplifier les choses. Je vais essayer de réduire ma garde-robe à seulement trente vêtements. Je vais faire le ménage dans mes placards et dans mon garage, et me débarrasser de tout le superflu. J'ai commencé à supprimer tous mes mails et c'est formidable. J'ai commencé à ne plus répondre aux gens dans l'instant et cela fait un bien fou.

SEAL ne voulait clairement aucun des aspects de notre vie. J'admirais vraiment la manière dont il vivait la sienne. Il n'avait pas besoin d'écouter les autres ou de recueillir l'avis d'autres personnes avant de prendre une décision. C'est dans l'ordre des choses, et je le comprends. La simplicité avec laquelle vit SEAL est l'une des choses les plus importantes dans l'existence. Il fait ce qu'il aime faire au quotidien. Il vit une vie dénuée de stress.

SEAL a déjà souffert, à plusieurs reprises, de fractures de fatigue des deux pieds en courant des ultra-marathons. Cela lui arrive même souvent, mais ça ne suffit pas à l'arrêter. Il souffre d'une fissure de la paroi aortique que les chirurgiens n'arrivent pas à réparer. Il est asthmatique.

Et il *déteste vraiment courir*.

Mais il court parce que cela lui permet de récolter des fonds pour des associations caritatives venant en aide aux familles de SEAL morts sur le champ de bataille. L'un des discours les plus émouvants que j'aie jamais entendus a été prononcé par Jimmy Valvano lors de la soirée des ESPY Awards[1]. Alors qu'il souffrait d'un cancer et qu'il ne lui restait plus que quelques mois à vivre, il lança à l'assistance ces quelques mots : « N'abandonnez pas. N'abandonnez jamais. »

J'avais recruté SEAL parce que je voulais être en meilleure forme physique que je ne l'avais jamais été de toute ma vie. Je l'avais aussi recruté parce que j'aime l'inattendu et il n'y avait pas mieux en matière de risque que de faire venir chez soi un Navy SEAL pour subir un mois d'entraînement. Enfin, j'avais aussi fait appel à lui pour sortir de ma routine, me remettre en question, voir les choses différemment, de sorte qu'il me serait possible d'aborder d'une autre

1. Excellence in Sports Performance Yearly (événément télévisuel récompensant les meilleurs athlètes).

manière les opportunités et les défis qui se présenteraient ensuite à moi.

Mais j'ai reçu bien plus que ce pour quoi j'ai payé.

« Il s'agit de protéger ce que tu as », m'avait-il confié pour définir ce qu'est un SEAL. Il parlait peut-être de défendre la démocratie ou la liberté, ou de nous défendre contre le terrorisme, mais je crois qu'il parlait avant tout de défendre quelque chose plus proche de chez soi.

À présent que SEAL est parti, je réalise que je n'ai pas besoin de tant de folie dans ma vie. De tous ces défis que je n'arrêtais pas de me lancer afin de donner un sens à ma vie. Je vais arrêter avec ça. Je vais me concentrer et me focaliser sur les petites choses. Je n'ai plus besoin d'aventures surfaites dans ma vie pour changer.

La chose la plus importante que j'ai apprise de SEAL est sans doute le niveau d'appréciation qu'il accorde à la difficulté. Plus l'entraînement est difficile, plus il faut être courageux pour l'accomplir et plus il procure de satisfaction. SEAL m'a enseigné que nous n'avions qu'une vie et que nous devions la vivre en sachant puiser dans toutes nos réserves. Comme dirait SEAL, avancer en roue libre, c'est réservé aux « branleurs ». C'est quand vous fournissez le plus d'efforts que vous vous sentez réellement vivant. Il vit sa vie de cette manière, et cela n'a pas manqué de déteindre sur moi.

Épilogue

Quelques mois après le départ de SEAL, Sara et moi décidâmes de prendre quelques vacances aux Bahamas. J'invitai SEAL à venir passer quelques jours avec nous afin de se reposer. Ce serait un court séjour, mais je voulais savoir si cela l'intéressait de se joindre à nous.

« Bien reçu », dit-il.

Il n'emporta *aucun* bagage, hormis son propre vélo et un support pour en faire un vélo stationnaire.

« Je vais en profiter pour faire quelques centaines de kilomètres, me dit-il.

– Sur l'île ?

– Non, dans ma chambre. »

Nous restâmes là pendant trois jours. Il accrocha le panneau « Ne pas déranger » à la porte de sa chambre et ne la quitta plus. Le plus bel environnement au monde : des filles, des casinos, un océan d'une couleur bleu turquoise… Il ne mit jamais le nez dehors. Il se contenta de pousser son lit contre le mur afin de pouvoir installer son vélo devant la fenêtre et pédaler en contemplant l'océan. Le 27e étage de l'Ocean Club, Atlantis, avait été transformé en centre d'entraînement pour SEAL. Il m'expliqua qu'il s'entraînait pour une course cycliste à travers les États-Unis.

Un an plus tard…

Je me trouve au bureau en compagnie de Kish. Le téléphone sonne et elle décroche. Elle sourit.

« C'est pour vous, me dit-elle en masquant de sa main le microphone.

– C'est qui ?, je réponds en chuchotant.

– SEAL, répond-elle.
– Hé, mec, comment ça va ?
– Bien, répond SEAL.
– Que devenez-vous ?
– Tout va bien. Je voulais te dire que j'étais à New York aujourd'hui pour quelques rendez-vous.
– Super. Est-ce que vous voulez venir dormir à la maison ?
– Non, mec, je ne voudrais pas m'imposer. Je voulais juste que tu saches que j'étais en ville.
– OK, parfait, vous allez dormir où ?
– Je vais aller dormir dans Central Park », répond-il.

Je jette un coup d'œil par la fenêtre de mon bureau. Il neige et mon ordinateur indique qu'il fait -10 °C dehors.

« Bien reçu », je réponds. « Je pense qu'il va faire un beau soleil et plus de 21 °C. »

Cinq ans plus tard

Je pense à ce à quoi je dois penser.
– SEAL

Cinq années se sont écoulées depuis mon expérience avec SEAL. Et beaucoup de choses ont changé depuis – notamment la taille de ma famille. Sara et moi avons désormais trois enfants de plus et nous vivons à Atlanta à plein temps. Bien que mes trois nouveaux venus ne connaissent pas SEAL (pas encore), Lazer parle toujours de lui comme s'il s'agissait d'un super-héros. L'autre jour, alors que notre voiture ne voulait pas démarrer, Lazer, alors âgé de 6 ans, a proposé une solution immédiate :

« Papa, appelle SEAL ! Il pourra porter la voiture pour l'amener chez le garagiste. »

Bien reçu !

Malheureusement, SEAL n'est pas apparu dans le ciel pour voler à notre secours et s'occuper de la voiture ce jour-là ; c'est notre assurance qui s'en est chargée. Et j'ai vu dans les yeux de Lazer que ce n'était pas aussi cool. Quand SEAL est parti, cela a créé un vide dans notre famille, en particulier pour moi. C'était comme si je me réveillais d'une gueule de bois post-entraînement. Je me suis retrouvé incapable de faire quoi que ce soit. Je ne me suis plus entraîné pendant six semaines. Toute la motivation dont je débordais en sa présence s'est évanouie quand il est parti. Il serait peut-être plus juste de dire qu'elle s'est évaporée. Il m'a fallu plusieurs mois pour me remettre en selle, mais quelque chose de formidable a fini par se produire au bout d'un moment. J'ai commencé à entendre la voix de SEAL me parler à l'oreille. Aussi forte et limpide que celle d'Obi-Wan Kenobi.

Mon maître Jedi me parlait dans mes pensées. J'ai commencé à me poser en permanence la question : « Que ferait SEAL s'il était à ma place ? » Je pouvais entendre sa voix quand je partais courir (« Non, mec, c'est sans tes jambes que tu ne peux pas courir »), l'entendre me parler au bureau (« Test de burpees ! ») et l'entendre encore tout au long de la journée (« Contrôle ton *mental*, Jesse »). Je pouvais voir son visage impassible dans mes pensées. Il m'observait quand je dormais, il savait quand j'étais réveillé. Il savait si je m'étais bien ou mal comporté… et ainsi de suite. C'est comme si j'étais épié en permanence.

Même s'il n'était plus dans ma maison, sa présence se faisait toujours sentir. Et les nombreuses leçons que SEAL m'avait apprises faisaient désormais partie de mon ADN. Comme si elles étaient désormais innées. J'arrivais mieux à comprendre comment SEAL m'avait façonné l'esprit autant que le corps. Ce que nous avions réalisé avec toutes ces épreuves, qu'il s'agisse de sauter dans un lac gelé, de souffrir dans le hammam, et tout ce qui avait pu suivre ou précéder, n'avait qu'un but, celui d'entraîner le plus important de mes muscles : mon cerveau. Plus précisément ma force mentale. J'ai appris qu'en éprouvant l'inconfort et en continuant d'accomplir des exercices difficiles, on améliore sa capacité à affronter les obstacles. Je peux désormais trouver du confort dans l'inconfort – et c'est là une véritable force.

La ténacité et la persévérance dont vous pouvez faire preuve pour accomplir un objectif sur le long terme est la clé du succès. J'en avais toujours eu conscience, mais SEAL m'a appris à redéfinir ce que pouvait être le succès : Ne jamais abandonner. Et en me mettant à chaque fois dans des situations exigeant le meilleur de moi-même, j'ai fini par créer dans mon esprit un environnement qui me pousse à continuer alors même que les choses peuvent devenir extrêmement difficiles. Pour de telles situations, je me suis non seulement entraîné à ne pas abandonner, mais aussi à passer à l'offensive. Merci, SEAL.

L'une des meilleures choses quand vous avez SEAL comme « mascotte spirituelle » vient de ce que vous pouvez l'emmener partout où vous voulez, comme cette fois où il m'a accompagné sur l'Hudson. C'était quelques années après son départ. Je participais à une course nautique de 50 kilomètres autour de Manhattan, debout sur une planche de paddle. La course devait débuter à Chelsea Piers, pour nous faire passer ensuite devant l'université Columbia avant d'emprunter l'East River pour enfin arriver à Brooklyn. Les courants étaient aussi forts qu'imprévisibles. Faire du paddle sur l'Hudson est *vraiment* très difficile. Vous pouvez tout à fait pagayer comme un fou sans avancer puis, au moment où vous décidez de vous reposer quelques instants, vous retrouver une dizaine de mètres en arrière sous l'effet du courant. C'est une course nautique aussi épuisante que démoralisante.

Dès que je me suis présenté au départ, j'ai compris que j'allais avoir un problème. Tous les concurrents présents évoquaient un mélange de Jeff Spicoli[1] et de Thor. Ils se comportaient comme si le maniement du paddle était leur métier à plein temps. Et qu'ils avaient été promus dans ce métier année après année ! Ils avaient des paddles aérodynamiques customisés avec des systèmes d'hydratation, des systèmes de navigation, jusqu'à des réserves de barres ou de gels énergétiques scotchées sur leurs planches. Moi ? Je n'avais que mon paddle acheté sur Internet quelques semaines avant la course. Quand je suis arrivé sur la ligne de départ, j'ai tout de suite remarqué que ma planche était bien plus courte que toutes les autres, mais aussi bien plus lourde et bien moins aérodynamique. *Et merde !* J'aurais tout aussi bien fait de venir avec mon moyen d'exfiltration.

Je ne savais pas trop si je finirais par souffrir de coups de soleil ou de l'exposition au vent, car le fait est que j'allais m'enfoncer sur 50 kilomètres en plein vent par une température de 38 °C. Les courants puissants ne jouaient pas non plus en ma faveur. Ma planche était conçue pour un homme mesurant environ 1,80 mètre et souhaitant s'amuser sur une base de loisirs, ou peut-être pour tourner une pub pour Budweiser, mais certainement pas pour l'environnement dans lequel je me trouvais et la distance que je m'apprêtais à parcourir. Je me sentais baisé. Il fallait que je réfléchisse. Alors, pour rendre ma planche plus légère, j'ai décidé de transférer tout mon équipement (eau, nourriture, crème solaire ET gilet de sauvetage) sur le canot que mes amis Mike et Rob Young avaient loué pour l'occasion. Il valait mieux que ce soit eux qui transportent mes affaires plutôt que d'avoir à les trimballer sur moi dans mon sac à dos pendant dix heures.

« Ne vous éloignez pas de moi, leur indiquai-je. Vous me servirez d'équipe de soutien ! »

Aussitôt le départ donné, une centaine de concurrents se mirent à pagayer avant de se disperser frénétiquement sur l'Hudson. Après

1. Personnage du film *Ça chauffe au lycée Ridgemont,* interprété par Sean Penn, qui joue le rôle d'un surfeur amateur de marijuana.

une bonne centaine de coups de pagaie dans une eau agitée, je me retournai à la recherche de mon équipe de soutien, les frères Young, mais ils étaient invisibles. Je les cherchai du regard, encore, encore et encore… Nulle part ! Je finis par les repérer sur la berge au loin. Qu'est-ce qu'ils pouvaient bien fabriquer ? Comme ils me l'expliquèrent plus tard, « leur canot n'était pas conçu pour naviguer dans une mer agitée » – ce sont leurs mots, je n'invente rien.

C'est alors que je réalisai qu'il me fallait faire appel au SEAL qui sommeillait en moi. J'avais 50 bornes à naviguer sur l'Hudson sans eau, sans nourriture, sans crème solaire. Je me créai un mantra que je ne cessai de me répéter intérieurement. *Vas-y, enfoiré, vas-y*… Je le récitai en boucle.

Je bénéficiai d'un bref moment d'ombre au trentième kilomètre. Je me trouvais alors sous un pont – je ne sais pas trop, peut-être le pont de Throggs Neck. En tout cas, il lui ressemblait. Alors que la pointe de ma planche glissait à nouveau sous le soleil, j'entendis quelqu'un hurler : « Itzler… Itzler ! »

Je levai les yeux et là, juste au-dessus de moi sur le pont, se tenaient les frères Young.

« Mon pote, on a de la bouffe pour toi », hurla le frère Young numéro 1.

Il me balança du haut du pont un sandwich au thon et une bouteille de Zico enveloppés dans un sac plastique. PLOP… Je pagayai jusqu'au sac et le repêchai avant de ne faire qu'une bouchée du sandwich.

Vas-y, enfoiré, vas-y…

Je ne sais pas si j'aurais pu achever cette course nautique sans mon expérience avec SEAL. Il m'a profondément influencé. À chaque fois que de nouveaux défis se présentent dans ma vie – sur le plan social, au travail ou sur le plan personnel –, je me demande à chaque fois : « Que ferait SEAL ? »

Un jour, en 2012, je commençai à réfléchir à l'idée d'écrire un livre. Je ne savais pas trop quelle forme lui donner, alors je me contentai de ranger mes écrits successifs dans un dossier. Au fil du temps, le dossier ne cessa de s'épaissir. J'avais accumulé vingt ou trente idées de chapitres, mais l'une d'elles ne cessait de me titiller l'esprit. Chaque fois que je m'asseyais à mon bureau, je jetais un coup d'œil au chapitre SEAL. Je revivais ces 31 jours et les suivants. Soudain, j'eus un déclic. SEAL n'était pas un chapitre ; SEAL était le livre tout entier. Je me mis à écrire. Je me servis du blog que j'avais commencé à alimenter en 2010 pour vérifier les faits. Sara et moi prenions le temps de comparer nos notes au petit déjeuner, en riant et en nous remémorant tout ce qui s'était passé. Bizarrement, je me rendis compte que mes performances physiques s'amélioraient à mesure que je continuais d'écrire.

Et quand j'y repense, l'écriture de ce livre fut également une aventure en soi. La raison pour laquelle je l'écrivais était que je souhaitais partager mon expérience avec le plus grand nombre et dans l'espoir que cela donnerait aux lecteurs de la motivation (et des sourires !). Je signai avec un agent littéraire, Lisa Leshne ; nous préparâmes ensemble une présentation de mon projet littéraire et nous nous mîmes en quête d'un contrat avec un éditeur. Lisa me fit rencontrer Kate Hartson, de Center Street, une marque de Hachette Book Group, et tout le reste fut rondement mené. Le fait d'écrire un livre était quelque chose de nouveau et d'excitant pour moi, et j'appris une tonne de choses en faisant ce travail. Mais une fois le livre écrit, la couverture approuvée et le plan marketing esquissé, je réalisai que je n'en avais toujours pas parlé à SEAL. Whoops ! J'appelai donc mon éditeur et l'informai que nous allions peut-être avoir un peu de retard. J'avais besoin de vérifier tout ça avec SEAL avant que nous ne puissions poursuivre.

J'envoyai donc un SMS à SEAL… Aucune réponse.

J'envoyai un mail à SEAL… Aucune réponse.

Je lui laissai des messages sur son répondeur… Aucune réponse.

Que se passait-il ? Où diable pouvait bien être SEAL ?

Quelques semaines plus tard, mon téléphone sonna. C'était lui.

Il semblait se trouver à côté d'un essaim d'abeilles énervées et être lui-même extrêmement pressé. Aussi j'allai droit au but.

« J'ai écrit un livre sur nos aventures.

– Quelles aventures ?

– Le temps que nous avons passé ensemble. Quand vous avez vécu chez moi.

– Ce n'étaient pas des aventures. J'ai juste passé du temps chez toi. »

Je savais que ça ne servirait à rien d'en débattre.

« Je voulais avoir votre accord avant de le publier.

– Publier quoi ?

– Le livre, nos aventures. Enfin, mon aventure. »

Silence.

Encore du silence.

« Mec, t'as qu'à m'envoyer ce putain de livre. »

Mon prochain arrêt fut pour une boutique FedEx. En glissant le manuscrit dans l'enveloppe, je me demandai avec inquiétude ce qu'il allait en penser. Allait-il m'autoriser à le publier ? Comment allais-je pouvoir m'expliquer avec l'éditeur si SEAL refusait ?

Les semaines passèrent. Enfin, SEAL finit par appeler.

« Salut. »

Son « Salut » aurait suffi à terrifier tout un gang de Hells Angels. J'hésitai presque à me faire passer pour un répondeur afin qu'il puisse laisser un message après le bip. J'avais peur de lui parler.

« Hmmm…

– Yo, mec, j'ai lu tes conneries. Ton livre.

– Qu'est-ce que vous en avez pensé ?

– Mec, tu me fais vraiment passer pour quelqu'un de très sombre. Vraiment très sombre. On dirait que je suis tout le temps en colère. Dans le genre fou enragé. Tu me fais passer pour un cinglé. Pour quelqu'un qui n'aurait pas toute sa tête. »

Il marqua une pause, puis conclut : « Mec, t'as tapé dans le mille, enfoiré ! »

SEAL AU GRAND JOUR

En 2005, après avoir été déployé en Irak, SEAL partit suivre un stage de chuteur opérationnel. Au cours de cette formation, il apprit qu'un hélicoptère Chinook transportant plusieurs SEAL avec lesquels il avait suivi le stage BUD/S avait été pris sous le feu ennemi dans la province de Kunar, en Afghanistan. Tous les hommes à bord avaient trouvé la mort dans le crash. Ces héros étaient alors en route pour venir au secours de quatre SEAL encerclés par les forces talibanes alors qu'ils menaient une mission baptisée « Opération Red Wings[1] ».

Peu après avoir appris la nouvelle, SEAL décida de récolter des fonds pour venir en aide aux familles des soldats tués au combat et faire prendre conscience de leurs sacrifices. Plutôt que d'organiser une vente de charité ou un événement quelconque sur un terrain de golf, SEAL se mit en quête des dix compétitions d'athlétisme les plus difficiles au monde. Il avait pour objectif de prendre le départ des courses les plus impitoyables afin de défendre sa cause. SEAL choisit d'affecter tous les dons qu'il récolterait à la Special Operations Warrior Foundation, laquelle attribue des bourses scolaires et des aides aux enfants des opérateurs des forces spéciales tués au combat.

Le premier ultra-marathon auquel participa SEAL fut la Badwater 135 – cette course de 216 kilomètres à travers la Vallée de la Mort que j'ai mentionnée plus tôt dans le livre. Quand il appela le directeur de la course afin de participer, celui-ci insista pour que SEAL effectue au minimum une course de 160 kilomètres en 24 heures ou moins afin d'avoir une chance de se qualifier pour la Badwater 135.

Quatre jours plus tard, SEAL se retrouva sur la ligne de départ

1. Voir *Le Survivant* (éditions Nimrod).

d'un ultra-marathon de 24 heures à San Diego. Il n'avait jamais couru plus de 30 kilomètres de toute sa vie, mais il s'agissait là de la seule course officielle à laquelle il pourrait participer à temps afin de se qualifier pour la Badwater.

Au cours de cet ultra-marathon, SEAL (qui pesait alors 113 kg) souffrit de plusieurs fractures de fatigue aux métatarses de ses deux pieds ainsi que d'une insuffisance rénale en raison de son gabarit et de son manque de nutrition. Au kilomètre 112, il se mit à uriner du sang et se retrouva presque incapable de marcher. Que fit SEAL ? Il se releva de sa chaise et courut 48 kilomètres de plus. Il acheva cet ultra-marathon de 160 kilomètres avec des fractures de fatigue et des reins en panne. Il refusa tout soin médical à l'issue de la course.

Trois semaines plus tard, alors que ses pieds n'avaient pas encore guéri, il courut le marathon de Las Vegas en 3 heures et 8 minutes, décrochant ainsi sa qualification pour le marathon de Boston. Quelques semaines plus tard, SEAL acheva la Hurt 100, l'un des ultra-marathons de 160 kilomètres les plus difficiles au monde. C'est alors seulement que le directeur de course de la Badwater accepta sa candidature. Six mois plus tard, SEAL se classa cinquième dans l'ultra-marathon le plus impitoyable au monde – la Badwater 135, au cœur de la Vallée de la Mort.

Quatre mois après la Badwater, SEAL acheva les championnats du monde Ultraman à Hawaï. Alors qu'un IronMan se décompose en 3,8 kilomètres d'épreuve de natation, 180 kilomètres d'épreuve cycliste et 42 kilomètres de course à pied, un UltraMan implique 10 kilomètres de natation en plein océan, 420 kilomètres à vélo et 84 kilomètres de course à pied. PARDON ? Cela fait plus du double de l'IronMan ! SEAL, qui n'avait pas fait de vélo depuis son enfance, s'envola pour Hawaï et loua un vélo sur place en arrivant. Comme la boutique de location sur l'île n'avait pas de vélos à pédales à cales clipsables à des chaussures de course, il se contenta de louer un vélo équipé de pédales cale-pieds. Il finit la course en deuxième position.

Au cours des années qui suivirent, SEAL participa à près d'une cinquantaine d'ultra-marathons, en se classant dans les cinq premiers dans près d'une vingtaine d'entre eux. En 2007, il participa à nouveau à la Badwater et se classa troisième. Il avait commencé l'IronMan de Kona, à Hawaï, en sautant en parachute dans l'océan. Il a fait la couverture ou a fait l'objet d'un portrait dans de nombreux magazines tels que *Runner's World* et *Outside Magazine* ;

la Navy a fait appel à lui pour des campagnes de recrutement, puis il est passé dans l'émission *Today*, de NBC, au cours de laquelle il a tenté de battre le record du monde Guinness de 4 021 tractions en 24 heures. Il a réussi à en faire 1 566 avant de se déchirer un muscle dans l'avant-bras. Quatre mois plus tard, en janvier 2013, SEAL inscrivait un nouveau record du monde Guinness en effectuant 4 030 tractions en 17 heures. SEAL est considéré par beaucoup comme « l'athlète au plus fort mental du monde ».

Son nom est David Goggins.

Jour	KM parcourus	Pompes	Tractions	Abdos	Burpees	Jumping Jacks	Box Jumps	Ciseaux	Porters pompier
Jour 1	9,6	0	100	0	0	0	0	0	0
Jour 2	19,2	0	0	0	0	0	0	0	0
Total jours 1-2	***28,8***	***0***	***100***	***0***	***0***	***0***	***0***	***0***	***0***
Jour 3	22,9	0	0	0	0	0	0	0	0
Total jours 1-3	***51,7***	***0***	***100***	***0***	***0***	***0***	***0***	***0***	***0***
Jour 4	9,6	100	36	0	0	0	50	0	0
Total jours 1-4	***61,3***	***100***	***136***	***0***	***0***	***0***	***50***	***0***	***0***
Jour 5	0	150	0	0	0	0	0	0	0
Total jours 1-5	***61,3***	***250***	***136***	***0***	***0***	***0***	***50***	***0***	***0***
Jour 6	19,2	300	0	0	100	0	0	0	0
Total jours 1-6	***80,5***	***550***	***136***	***0***	***100***	***0***	***50***	***0***	***0***
Jour 7	27,2	275	0	0	0	0	0	0	0
Total jours 1-7	***107,7***	***825***	***136***	***0***	***100***	***0***	***50***	***0***	***0***
Jour 8	9,6	0	0	0	0	0	0	0	0
Total jours 1-8	***117,3***	***825***	***136***	***0***	***100***	***0***	***50***	***0***	***0***
Jour 9	9,6	0	10	100	0	0	0	0	0
Total jours 1-9	***126,9***	***825***	***146***	***100***	***100***	***0***	***50***	***0***	***0***
Jour 10	3,2	171	30	0	0	0	0	0	0
Total jours 1-10	***130,1***	***996***	***176***	***100***	***100***	***0***	***50***	***0***	***0***
Jours 11-12	12,8	5484	0	132	0	0	0	0	0
Total jours 1-12	***142,9***	***1480***	***176***	***232***	***100***	***0***	***50***	***0***	***0***
Jour 13	12,8	200	0	0	0	800	0	0	0
Total jours 1-13	***155,7***	***1680***	***176***	***232***	***100***	***800***	***50***	***0***	***0***
Jour 14	9,6	0	0	0	100	0	0	0	14
Total jours 1-14	***165,3***	***1680***	***176***	***232***	***200***	***800***	***50***	***0***	***14***
Jour 15	12,8	350	0	0	0	0	0	0	0
Total jours 1-15	***178,1***	***2030***	***176***	***232***	***200***	***800***	***50***	***0***	***14***

Jour	KM parcourus	Pompes	Tractions	Abdos	Burpees	Jumping Jacks	Box Jumps	Ciseaux	Porters pompier
Jour 16	27,2	0	0	0	0	0	0	0	0
Total jours 1-16	***205,3***	***2030***	***176***	***232***	***200***	***800***	***50***	***0***	***14***
Jour 17	4,8	465	0	50	0	0	0	50	0
Total jours 1-17	***210,1***	***2495***	***176***	***282***	***200***	***800***	***50***	***50***	***14***
Jour 18	0	364	30	0	0	0	0	100	0
Total jours 1-18	***210,1***	***2859***	***206***	***282***	***200***	***800***	***50***	***150***	***14***
Jour 19	9,6	200	0	0	0	0	0	0	0
Total jours 1-19	***219,7***	***3059***	***206***	***282***	***200***	***800***	***50***	***150***	***14***
Jour 20	12,8	400	0	550	0	0	0	0	0
Total jours 1-20	***232,5***	***3459***	***206***	***832***	***200***	***800***	***50***	***150***	***14***
Jour 21	16	0	0	0	0	0	0	0	0
Total jours 1-21	***248,5***	***3459***	***206***	***832***	***200***	***800***	***50***	***150***	***14***
Jours 22-23	25,8	700	0	0	0	0	0	0	0
Total jours 1-22	***274,2***	***4159***	***206***	***832***	***200***	***800***	***50***	***150***	***14***
Jour 24	5,6	154	0	0	0	0	0	0	0
Total jours 1-24	***279,8***	***4313***	***206***	***832***	***200***	***800***	***50***	***150***	***14***
Jour 25	15,2	775	0	125	0	0	0	0	0
Total jours 1-25	***295***	***5088***	***206***	***957***	***200***	***800***	***50***	***150***	***14***
Jour 26	15,2	0	0	0	0	0	0	0	0
Total jours 1-26	***310,2***	***5088***	***206***	***957***	***200***	***800***	***50***	***150***	***14***
Jour 27	5,6	1000	0	0	0	0	0	0	0
Total jours 1-27	***315,8***	***6088***	***206***	***957***	***200***	***800***	***50***	***150***	***14***
Jour 28	13,6	300	0	0	0	0	0	0	0
Total jours 1-28	***329,4***	***6388***	***206***	***957***	***200***	***800***	***50***	***150***	***14***
Jour 29	17,0	100	30	0	0	0	0	0	0
Total jours 1-29	***346,4***	***6488***	***236***	***957***	***200***	***800***	***50***	***150***	***14***
Jour 30	9,6	0	0	0	0	0	0	0	0
Total jours 1-30	***356***	***6488***	***236***	***957***	***200***	***800***	***50***	***150***	***14***

Remerciements

J'ai toujours eu l'esprit d'équipe. Toutes les grandes équipes sont composées de membres qui excellent dans leur rôle. Ce livre n'aurait pas pu être possible sans le travail de tous mes coéquipiers : Jennifer Kish, mon bras droit, en qui j'ai pleinement confiance et qui arrive à faire le travail de plusieurs personnes avec grâce et talent ; Lisa Leshne, mon agent littéraire obstinée qui m'a aidé à transformer l'esquisse d'une idée en un véritable projet, puis contrat éditorial, et m'a aidé à me promouvoir ; et Turney Duff, un vieil ami et auteur de best-sellers qui m'a tenu la main pendant tout le processus d'écriture. J'aimerais également remercier Rick Flynn, Marc Adelman, Adam Padilla, Bryan Black, Erica Jaffe, Marq Brown, Johnny « Photo », Joe Holder, Deana Levine, Stella Brown, Page Luther et Chelsea Kardokus. Je souhaiterais souligner le rôle joué par mon éditrice Kate Hartson, mon éditeur Rolf Zettersten, ainsi que par Patsy Jones, Andrea Glickson et toute l'équipe de Center Street. Jamais ce livre n'aurait pu aboutir sans leur contribution.

Ce livre n'aurait pas vu le jour non plus sans le soutien de ma merveilleuse épouse, qui a accepté que cette expérience extravagante se déroule sous son toit. Chérie, je te promets que je ne sauterai plus jamais dans un lac gelé (doigts croisés).

Enfin, je voudrais remercier SEAL d'avoir consacré 31 jours de sa vie à vivre avec notre famille. Les leçons que j'en ai tirées vont bien au-delà de la forme physique. Merci.

Les grands coéquipiers croient les uns dans les autres.

Bien reçu !

L'auteur reverse une partie de ses droits d'auteur
à la Special Operation Warrior Foundation